百岁中医行医录

百岁中医行医录

段援朝 著
黄小龙 整理

学苑出版社

图书在版编目（CIP）数据

百岁中医行医录/段援朝著. —北京：学苑出版社，2020.9
ISBN 978 - 7 - 5077 - 5981 - 5

Ⅰ. ①百⋯　Ⅱ. ①段⋯　Ⅲ. ①段胜如 - 传记　Ⅳ. ①K826.2
中国版本图书馆 CIP 数据核字（2020）第 151672 号

责任编辑：黄小龙
出版发行：学苑出版社
社　　址：北京市丰台区南方庄 2 号院 1 号楼
邮政编码：100079
网　　址：www.book001.com
电子邮箱：xueyuanpress@163.com
销售电话：010 - 67601101（销售部）、010 - 67603091（总编室）
印　刷　厂：北京兰星球彩色印刷有限公司
开本尺寸：710mm×1000mm　1/16
印　　张：7.75
字　　数：127 千字
版　　次：2020 年 9 月第 1 版
印　　次：2020 年 9 月第 1 次印刷
定　　价：58.00 元

继承发扬中医正骨手法传统,为患者服务,造福人民。骨科,九旬有四 段胜如。2015.1.1.

段胜如老先生墨迹

前 言

广安门老中医段胜如老先生今年刚好100岁,老先生西医出身,后来学习中医正骨,大半辈子从事中医骨科工作。本书主要内容为老先生学习、工作的经历和在骨科工作当中所取得的成绩,是一个简单的传记。作者为段胜如老先生的小女儿段援朝女士。书稿文辞朴实,有感染力。最难能可贵的是,书中所述大事小情经过了段老先生夫妇的确认,很真实,学医之曲折,中医正骨之神奇,都自然流露在字里行间,对后学有很好的启迪作用。

段胜如,男,汉族,1920年生,江西南昌人。1948年段老先生毕业于江西医学院医疗系,后留学院附属医院外科工作。建国后,历任江西医学院讲师、附属医院主治医师。1952年参加抗美援朝,在中国人民志愿军一分部第一战地医院工作,任抗美援朝江西手术医疗队队长,其间立三等功一次。1954年加入中国共产党。1955年调至北京中医研究院,响应国家中西医结合号召,学习中医。1956年拜著名老中医杜自明先生为师,系统学习中医正骨按摩。1965年起,历任卫生部中医研究院广安门医院骨科副主任、主任、主任医师、资深研究员。

全书分为八章,从段老在江西医学院医疗系的学习说起,生动而详细地记录了段老和中医的不解之缘。1952年,段老参加抗美援朝,克服缺医少药等种种困难,在枪林弹雨中抢救伤员,并主动申请延期。1955年,段老参加北京中医研究院西学中培训班,跟老中医学习中医外科临床知识和技术。1957年,段老又拜杜自明老先生正式开始学习中医正骨,因为段老勤奋好学,得到了杜老的真传。杜老是周总理的保健医,常带段老一起去给总理看病。从此以后,段老潜心研究正骨疗法,临床水平越来越高。后来,段老还应邀给斯里拉卡总理夫人、沙特亲王等国外友人看病,为提升中医的国际影响力尽了自己的一份力。全书平实记录了一个高水平中医的成长历程，可供中医学子和医学临床人员参考学习。

作者段援朝女士是段胜如老先生在朝鲜期间出生的，所以取名为"援朝"。她记录父亲的故事，充满感情，平实动人。书中所记事迹，一些是她听父亲和母亲所讲述，一些是她亲见亲闻，可谓一个百岁老中医的毕生实录，对于后学具有较大的参考价值。

水平所限，书中或有错漏，请读者批评指正。

黄小龙

2020 年 7 月 27 日于北京

精彩摘录

给父亲送饭的第二天清晨,朦胧中我被高音喇叭里反复播放的内容惊醒,我不敢相信自己的耳朵,可声音清晰地传来:"特快喜讯,特快喜讯,我们胜利地揪出了隐藏在我们身边的走资派、反动学术权威、现行反革命分子段胜如……"我一骨碌爬起来坐在床边,伸着脖子向父母的卧室看去,只见母亲像往常一样洗漱、吃饭,匆匆地去上班,没有对我说一句话。这一上午我的心里像有十五个吊桶,七上八下的不安宁。外婆仍像平日一样料理家务,做饭炒菜。直到父亲从公安部回到家里,我们全家人才知道是怎么一回事。

目 录

第一章 学医之路 ······ 1
    出身贫寒 ······ 2
    读书才有出路 ······ 2
    步入医校 ······ 4
    开始从医 ······ 6

第二章 抗美援朝 救死扶伤 ······ 7
    请战入朝 ······ 7
    救治伤员 ······ 8
    申请延期 ······ 11
    载誉归来 ······ 12

第三章 与中医结缘 ······ 14
    参加西学中培训班 ······ 14
    解决夫妻异地 ······ 18
    给周恩来总理看病 ······ 20

第四章 蒲辅周老为父亲止血保胃 ······ 25
    有胆有识的母亲 ······ 26
    院内院外星夜奔波 ······ 27
    父亲病愈出院 ······ 28

第五章 特殊时期仍急病人所急 ······ 30
    父亲被关 ······ 32

停职靠边站 ································· 34
　　保护了"走资派" ····························· 34
　　钱不够我用工资担保 ························· 35
　　急病人所急 ································· 37

第六章　潜心研究正骨疗法 ························· 38
　　学习与钻研 ································· 39
　　传承与创新 ································· 40
　　推广与发扬 ································· 41
　　改革工作进入医院 ··························· 43

第七章　中医正骨走出国门 ························· 46
　　给斯里兰卡总理班达拉奈克夫人治疗腿疾 ······· 48
　　去尼泊尔进行学术交流 ······················· 50
　　为沙特亲王看病 ····························· 51
　　香港之行 ··································· 60

第八章　牢记周总理遗训 ··························· 66
　　传授医术，心底无私 ························· 66
　　投稿内参 ··································· 68
　　父亲的九十寿诞 ····························· 71
　　老骥伏枥，奉献爱心 ························· 75
　　坚守信念，著述传承 ························· 85
　　国家的支持，同行的执着 ····················· 89

附录一　记段胜如的夫人吴淑蓉 ····················· 97
　　我的母亲 ··································· 97
　　父母的婚姻 ································ 104

附录二　蒙荫树下——记我的爷爷、奶奶 ············ 108

后记 ·· 113

第一章

学医之路

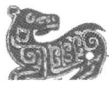

听父亲说,我们的祖籍原本在四川。从我这辈往上五辈有一位太祖父,清朝时在京城做四品官员,娶了一位安徽籍的大户千金为妻。后来因为膝下无子,按照祖训,将他弟弟的儿子过继为子,打算接到京城去。这个儿子在家乡有一个指腹为婚的未婚妻,弟弟提出退婚的建议,遭到哥哥的反对。为官的哥哥说:"既然如此,就一起送到京城来。"这位太祖父后来辞去京官,带着全家人到江西南昌买田建房,兴家置业。养子婚后生了三个儿子,太祖父培养他们读书识字。三个孙辈都很争气,有人做官,有人经商,使得段姓家族得以兴旺。这支段姓家族就是四川段家七支中的一

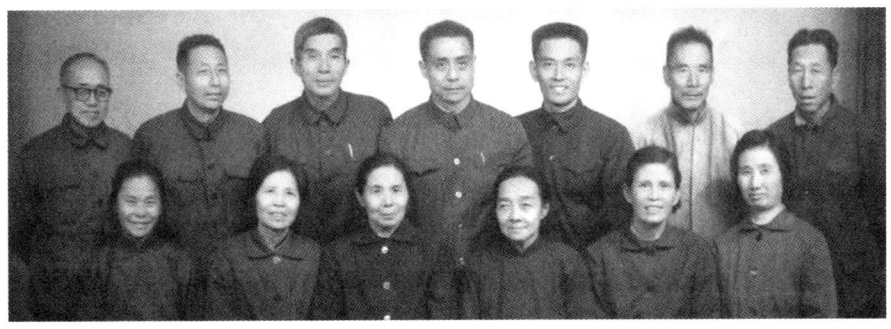

图1-1 段胜如在南昌和兄弟姐妹及堂兄弟姐妹们的合影

后排中间为段胜如

支,每年祭祖时各支子孙都会前去参加。

出身贫寒

1920年2月22日,父亲出生在江西省南昌县西洛乡的一个贫家小院,距离省府南昌市有60华里。父亲的家境贫寒,有兄弟姊妹八个,父亲排行老七,是家里最小的儿子。祖母和一个智障的叔父不能工作,只能靠祖父做小职员的微薄的收入来养活这一大家人。每逢年节,父亲的叔伯家的堂兄、堂弟们吃着麻糖、米糕等小吃时,婶娘也会送一些给祖母,这时祖母总会用鼓励的话语夸奖父亲最有出息,从不馋别人家的东西吃。原本心里很想吃的父亲,让祖母说得立马不要了。祖母个子不高,但是个非常精明能干的家庭主妇,很会持家理财。虽然父亲年幼,但他至今还记得祖母为了全家老小十余口人的生活,每年一过元宵节就把她老人家陪嫁的金耳环、金戒指,以及唯一的一件羊皮袄典当出去。到了第二年快过年时,又千方百计地赎回来。就这样东典西当地勉强维持一家人的生计。

在大千世界里,每个人都有着自己的成长历程,但生长在什么样的环境里是不能由自己来选择的。父亲告诉我们,他小时候,家里很穷。他是最小的一个儿子,祖父祖母帮大伯和二伯娶妻成了家,可到父亲十四五岁时,祖母对父亲说:"我们已经没有能力给你成家了,你今生若不努力就会饿死,更讨不到老婆。"让父亲明白他的未来只能靠自己去奋斗。父亲牢记祖母的叮嘱,凭着他执着、坚忍的性格,锲而不舍的学习精神,在祖母的激励和大姑姑的帮助下走上了一条通向成功的人生之路。

读书才有出路

父亲自幼很爱读书,但那年头村里没有小学,只好在私塾念了《三字经》《百家姓》《幼学琼林》等书,老师的教学方法只是要求学生们死记硬背,对书中词句的含义却不进行讲解。现在父亲回想起来时,笑着对我们说:"估计那私塾先生也不懂书中的含义吧。"

1937年7月7日全面抗日战争打响了,在1937年底到1938年初,日本侵略军就打到了南昌。因为大姑在水南乡一个大户人家当家庭教师,父亲全家老小随大姑逃难到江西吉水县水南乡。一家人的生活就由大姑勉强维持。父亲和他二哥到山里砍柴,晒干后挑到吉安市去卖。闲暇时父亲看了不少文学著作,有茅盾的小说,还有巴金的《家》《春》《秋》等名著。父亲的二姐夫在家里为他补习算术,就这样为他打下了相当于小学的文化基础。

1939年,祖父的工作单位迁至江西宁都,大姑也要到宁都石上镇的九江女子师范附属小学当教员。因此,一家人都从吉水县搬到宁都近郊居住。为了减轻家庭负担,祖父准备安排父亲去做学徒,遭到大姑的坚决反对。她认为大弟弟已经做学徒了,二弟在农村种田,三弟不能再去学徒了,一定要培养一个读书人,希望能为段家光宗耀祖,极力主张送父亲去上学,学费大姑自己来承担。加之祖父并没有能力安排父亲到什么地方去学徒,就依从了大姑的安排。大姑的支持给了父亲极大的鼓舞,于是父亲到邻县广昌江西省立一中报考。父亲很争气,考中了,也就留在广昌县驿前山区读初中。学校生活很艰苦,中午饭经常吃不饱,为了能尽量吃饱些,父亲特意买了个大碗,一次就盛一大碗饭,免得再次添饭时没有了。虽然吃的只是糙米饭,有时米饭甚至带着发霉的味道,但父亲并没有觉得有多苦多难。由于父亲是沦陷区学生,在校吃饭不用花钱,也能减轻一点家庭的负担。

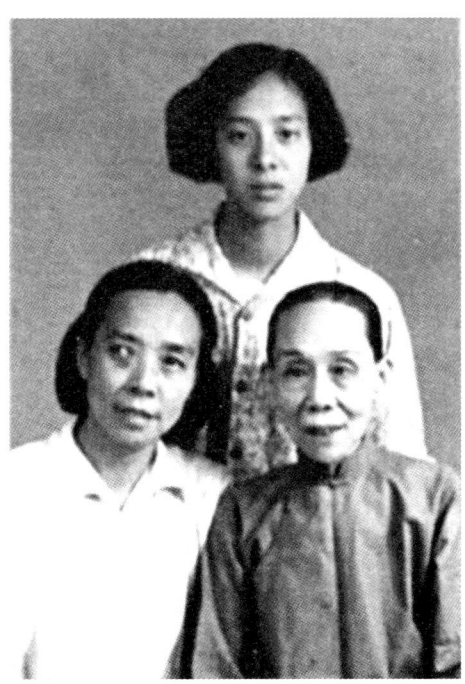

图1-2 段胜如的母亲、大姐和侄女的合影

步入医校

1942年初中毕业后，祖父力主父亲学医，老人家认为学成后可以自己开业，不用求人，生活有保障。当时恰逢江西省立医学专科学校在宁都招收初中毕业生，父亲就报考了学制六年的医学专科学校，结果被该校录取了。同年，父亲到江西赣州东郊川峰凹乡下去读书了（都是为了预防日本侵略军的飞机轰炸）。在校期间，他努力学习，暗下决心，绝不辜负祖父和大姑的期望，立志将来成为一名"良医"，实现一生温饱的心愿。

1943年初，日本侵略军的太平洋战局失利，准备从广东韶关经赣州沿赣江到南昌撤回日本本土。日军沿途烧杀抢掠，父亲所在学校被迫迁移到宁都，把学生们分成许多小组（那些家里有门路、有条件的学生都自己走了）。父亲和五个同班同学（其中有两个女生）一组，学校发给他们一辆独轮车、几斗米，就这样一路步行，推着独轮车由赣州走到宁都。因为只有父亲一个人是农村长大的，会推独轮车，这推独轮车的活计就成了父亲的"专利"了。

在宁都开课后，课程由生物、数学、化学、物理进展到讲解剖、生理、生化、病理。而这些医学书籍都很贵，买一本书就要花一块多银元。如此大的开销，大姑已经负担不起了。为了不辍学，父亲采取勤工俭学的方法，应聘到交通银行行长家去做了家庭教师。他每晚去做家教两个小时，辅导行长的大儿子（初一）、大女儿（六年级）和小女儿（三年级），薪酬定为每月六斗米（用米计算是怕钱贬值），由当日的米价折钱。只要一发薪，父亲就去买书、衣服、鞋子、帽子及其他生活日用品等，还能剩余一些零花钱，从而减轻了大姑的负担，也保证了自己能够继续读书。

1945年8月15日，日本侵略军无条件投降，全校师生在宁都体育广场疯狂庆祝，直至深夜。从此学校迁回南昌市。父亲拜别家人，以家庭教师的身份搭乘富人家的专船，由宁都经赣江顺流而下，回到南昌。学校临时租用了一座小学，安排学生们上课及住宿。直到1947年，理论课程全部结束。同年的夏天父亲搬到医院住宿，开始了临床实习，真正接触病人了。因在医院实习要管病人、值夜班等，这家庭教师的工作就不能再继续了。

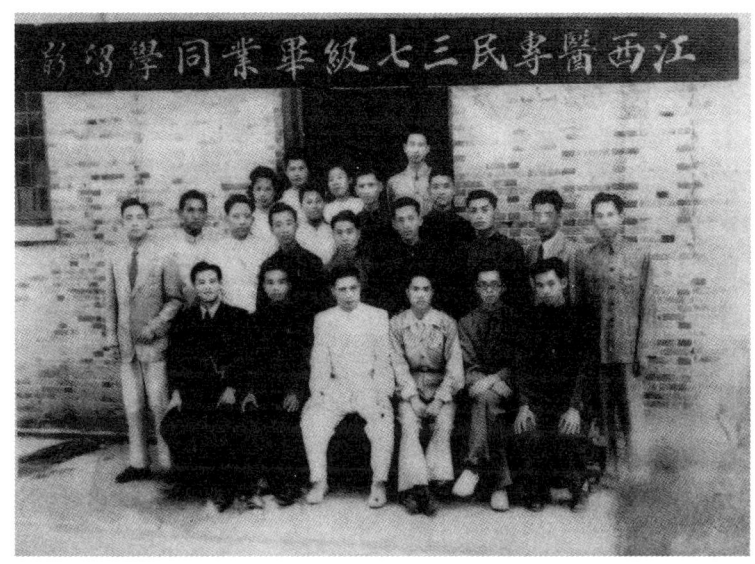

图1-3 段胜如医专毕业同学合影留念
前排左三为段胜如

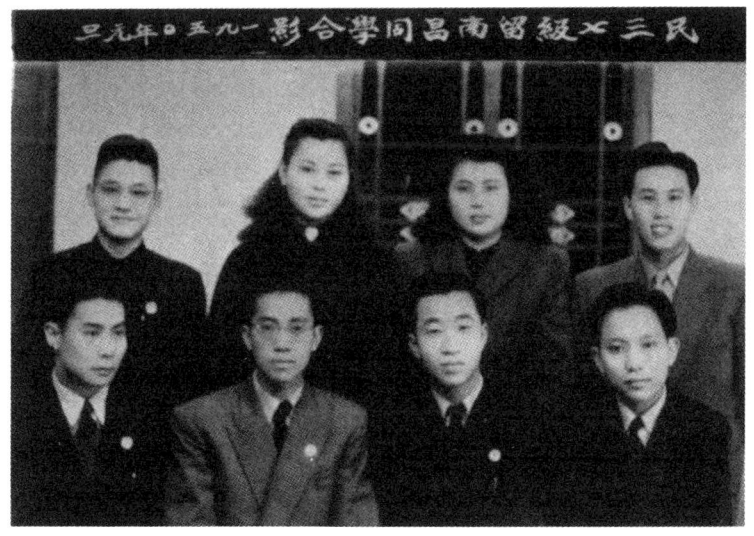

图1-4 医专毕业后留在南昌市的同班同学的合影留念
前排左一为段胜如

开始从医

1948年夏,父亲实习期满,毕业了。医学院只有4个编制,要聘用8个医生,每人只能发半份薪水。有门路的同学都走了,而父亲选择了留下。父亲说:虽然工资少拿一半,但在医院里有教授、主任、主治医师等上级医生带领,可以更快地学到医疗技术和提高诊疗本领,所以"忍痛"留在了医院外科工作。

第二章

抗美援朝　救死扶伤

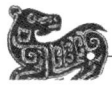

南昌有个美国教会医院，由父亲所在医院接管，即江西医学院附属医院。这家教会医院的物资非常丰富，是打败日本侵略军后，美国人将剩下的军用物资留给了这家医院。

请战入朝

1950年底，抗美援朝战争打响了。1952年初，江西省卫生厅召开了一个医务人员万人大会，告知国人：美国侵略者要走日本侵略军的老路——欲亡中国，先亡朝鲜；欲亡中国，先亡东三省。到会人员义愤填膺！才刚刚过上两年安稳的好日子，美国佬又要来侵略我们的祖国，许多人立即起来，当场写了参加抗美援朝医疗队的请战决心书。经过组织上的讨论、挑选，父亲不仅被批准参加抗美援朝手术医疗队，还被任命为江西省手术医疗队队长。

这批抗美援朝手术医疗队是由中南地区政府组织的，由广州市、武汉市和河南省、江西省的医务人员组成，每队十几个人，有外科医生、内科医生、手术室护士、防疫员、化验员等人员。医疗队定于1952年6月出发，临行的这一天，医院组织人员敲锣打鼓欢送他们。母亲当时怀着9个月的我参加了送行大会，心情十分激动的母亲演出了"妻子送郎上战场"

的一幕，把父亲送上了北去的火车。为纪念父亲的这一壮举，母亲不管腹中胎儿是男孩儿还是女孩儿，都取名"援朝"，即我的名字。

火车从南昌驶出，经由北京、沈阳，到达丹东。队员们在丹东住了下来，等待中国人民志愿军的汽车队来接他们入朝。父亲回忆说：记得是一天晚上，军用卡车来了，大家坐在敞篷卡车的车斗里，趁着夜色驶过了鸭绿江大桥。桥的左右两侧和对岸都有一排像杨柳一样矗立着的高射炮，据说这是为了防御美机轰炸鸭绿江大桥而布置的。这种炮弹射程高达两万米，而当时的美国飞机只能飞到一万多米的高度。

鸭绿江桥是中国人民志愿军的运输生命线，为了防止美国飞机轰炸运输线，志愿军总部在入朝的公路旁每隔一公里左右设置一个由3人守卫的小站。他们是专门负责观察美国飞机动向的，只要一听到敌机的隆隆声，就立即向天空鸣枪。运输车队的司机们一听到枪声就立刻关掉车灯，并向前继续开50~100米。据说这样做飞机就炸不到汽车。直到听不见飞机的轰鸣声音了，司机们才打开车灯，继续前行。自从与美国开战以来，鸭绿江大桥从未被炸断过，直到停战，美国飞机也没有达到掐断中国人民志愿军运输线的目的。

卡车开着大灯一路飞驰着，行进途中，突然美国飞机投下十几颗闪光弹，在夜空中发出强烈而刺眼的亮光，把地面照得阴光森森的，连路旁的山峰、树木都看得清清楚楚。队员们心里不禁有些紧张，司机立刻告诉大家不要害怕，飞机上的美国人是看不见我们的。他继续从容地开着汽车飞奔在山路间。在天还没有亮之前，汽车就把医疗队员们送到了中国人民志愿军一分部第一基地医院。父亲记不清当时所到地方的地名，只记得他工作的医院所在地叫黑岭。

救治伤员

中国人民志愿军一分部第一基地医院距离朝鲜开城约200里地，四个手术医疗队分别安排在基地医院下属的四个大队，各自在不同的山沟里收治由前线转送过来的伤病员。就在进驻山沟的第一个晚上，父亲所在的山沟遭到了美军飞机的猛烈轰炸，一个护士组长和一名伤员牺牲，但是美国人的这个下马威并没有让他们退却。作为抗美援朝江西手术医疗队队长，32岁的父亲知道自己身上责任重大。天亮后，他们通过数弹坑，才知道昨天晚上美军飞机居然投下了47枚杀伤弹。第二天，基地医院政委来看望父亲所在的医疗队员们，给了这些没有经过战争考验的地方医务人员莫大的鼓舞。父亲调侃地说："如果我那天被炸死，就彻底完成任务了。"

  从进入朝鲜的那天起，直到1953年11月，父亲每天昼夜都能听到美国的侦察机和轰炸机在头顶上的天空中嗡嗡的轰鸣声和炮弹降落时刺耳的嚎叫声。每当前线战斗打响，很快就会有大批伤员送到战地医院来。战地医院的救治原则与地方医院不同，要知道，战地伤员是一车一车地拉到基地医院的，而地方医院的病人是一个一个地前来就医。基地医院规定，一周能治好的伤员不转回国内，以免部队减员太多，所以战地医院先救治轻伤员，不能让轻伤变成重伤。战士们多是炸弹或炮弹伤，几乎没有枪弹伤。医生们的主要工作就是为伤员扩创、清理伤口，而清创一定要非常彻底，不能留一点破布、棉絮和泥土在创口里，以免发生破伤风或气性坏疽。这比在国内医院临床上偶尔遇到的清创手术的处理要复杂得多。重伤员在转运途中有死亡危险的不转回国内，留在医院进行抢救。父亲和他的同事们夜以继日地为伤员们做着手术。美国的飞机就在他们头顶上盘旋，并不时在附近落下几颗炸弹。尽管有丛林的掩护，但是死亡的威胁依然无处不在。父亲尽管从战争年代走来，但朝鲜战争的残酷还是超乎他想象。

  由于战地医院医药物资紧缺，符合转运条件的重伤员需要转回国内救治。美国侵略者为了切断运输线，昼夜派飞机盘旋在北朝鲜的天空上，看见桥就投炸弹，火车桥白天一被炸断（朝鲜的火车桥都不长），晚上铁道兵的修桥部队就用枕木像搭积木似的进行抢修，很快把桥架好。火车在这种桥上走得很慢很慢，但一过了桥火车就会飞快地奔跑。

  为了做到安全，转运工作都是在夜间进行。等到天一黑，医院救护人员马上将伤员送上火车，一般情况下都是派护士长护送，并随身携带急救器械和药品，在天亮之前就要到达丹东市的五龙背医院。战地医院的护士长是排级干部，救治伤员的技术水平很高，都是不久就要提升为医助的人员。在这个离前线最近的医院，父亲和医疗队员们早已将个人安危置之度外，他们不惧随时被炸死的危险，不时往返在鸭绿江的大桥上。一次，父亲接受医院领导的委派，回国采购药材，在途中他冒着生命危险，顶着敌人飞机的狂轰滥炸及枪林弹雨，顺利地完成了各项任务，为此，他获得了志愿军"三等功"的军功章。

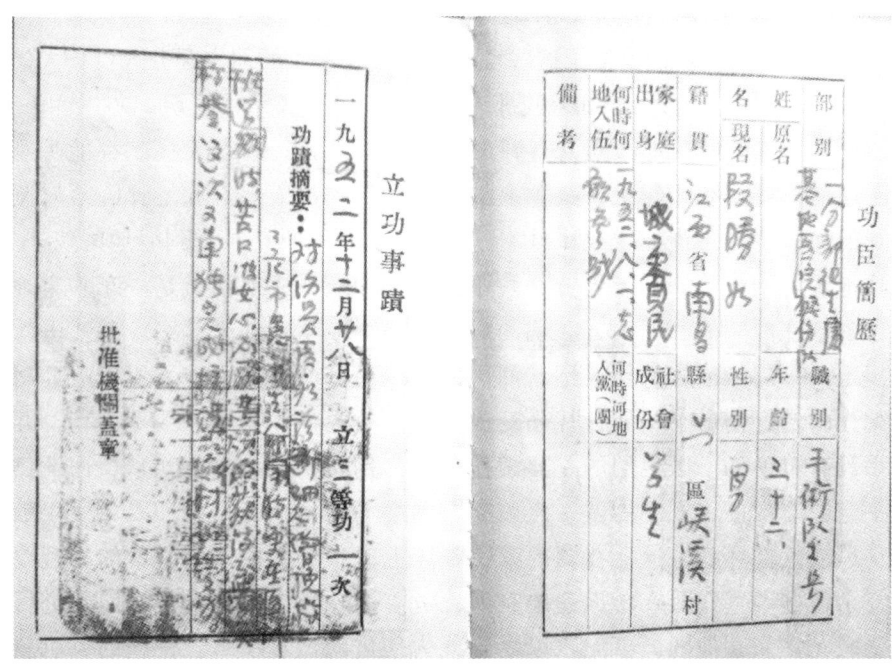

图 2-1　段胜如在抗美援朝荣获的三等功证书

基地医院的领导对伤病员很负责任，例如需要截掉一根手指或一个睾丸的手术，都得经过基地医院的院长批准。医院领导对这些来自地方医院的有觉悟、有爱国心的热血青年也非常关心和爱护，同时还关心着他们的政治生命。言语间父亲的脸上闪过一丝得意，笑眯眯地说："我在部队医院享受的是营级待遇，吃中灶伙食，到院部去开会时还有警卫员护送呢。"

战地医院的艰苦难以想象，美国人的飞机每天都在疯狂地轰炸，有时将一座山头都会夷为平地。当时的父亲顾不上思念家人，日夜都投身在救治伤病员的工作中。父亲说："为了不暴露目标，医务人员的工作服都不敢在外面晾晒，有时候晒不干就只能穿湿衣服。"像上甘岭战役中，他们每天都要救治几百名伤员，同所有战士一样，战地医务工作者可谓出生入死。对于战争的残酷性，普通老百姓是体会不到的，只有亲身经历过的人，真正到了前线的战士们才知道侵略者的凶狠。父亲回忆那段惊心动魄的战争岁月，至今都有些激动。在朝鲜战场上一年多的医疗救治中，他自己亲手治疗的伤员就有数百名。

医院经常缺药，有时还缺粮。因铁路被美机炸断，粮食等物资运输跟

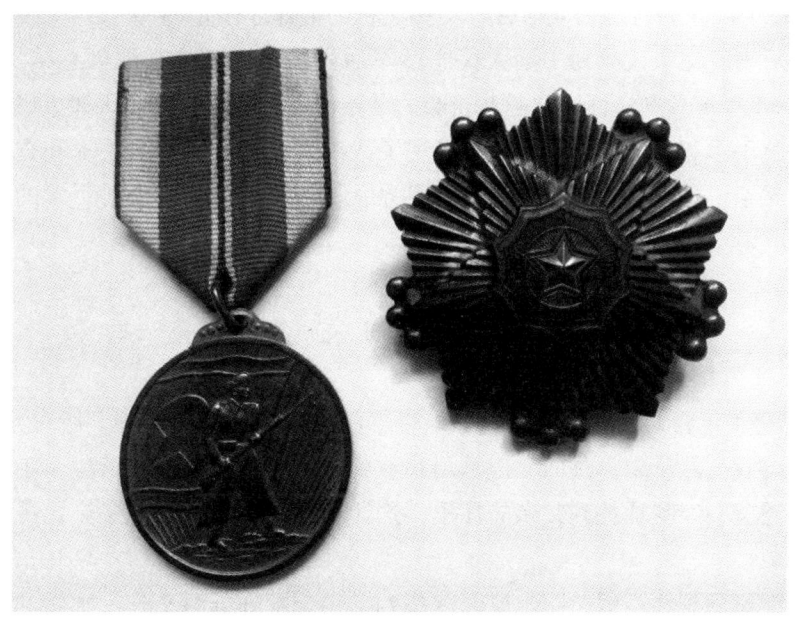

图 2-2　段胜如在抗美援朝荣获的三等功奖章

不上，饿了只能吃压缩饼干等。救治伤员的工作是不分昼夜的，长期的过度劳累，精神上的高度紧张，饮食上的不规律，导致父亲的胃时常疼痛，结果他患了胃溃疡病。可是他没有时间调治自己的疾病，一直带病坚持在抢救战友的第一线上。为了解决战争中医护人员人手不够的问题，父亲利用空闲时间举办医助训练班，为部队培养了不少医务人才。

申请延期

1953 年 6 月，这批抗美援朝手术医疗队一年的任务期满，要返回祖国了，国内会派下一批医疗队来朝鲜，父亲所在的医疗队也会被接替。父亲认为这一年来的战地救治经验很宝贵，回到国内，地方医院不缺少自己这样的医生，而战地医院和伤员更需要自己，于是父亲向国家卫生部打报告请求留下来继续工作，很快得到组织的批准。前来接替江西手术医疗队工作的是四川成都手术医疗队。该队由四川省医院一位骨科老教授带队，父亲以顾问身份参加该医疗队的工作。在共同救治伤员期间，父亲把一年来自己的战地救护经验倾囊相授，受到了老教授和各位医务人员的赞扬。直到1953年11月停战协定生效，美国飞机的轰炸才停止。

后来，父亲被派到中国人民志愿军后勤部卫生部参加战创总结工作，到1954年4月奉命回国。趁此机会，父亲沿途在天津参观了天津人民医院的外科手术和查房工作，到武汉参观了武汉人民医院的外科手术和查房工作。父亲说，此行大大开阔了他的眼界，了解了国内最新外科手术的进展情况，对今后回到单位工作大有帮助。

载誉归来

1954年春天，父亲凯旋，母亲带着已近两岁的我去接他。听母亲说，父亲与我虽然从未见过面，但是当我看到父亲时，一点都不认生，小嘴里叫着爸爸，亲昵地扑到父亲的怀里，这让本来就喜欢女孩的父亲，更是心花怒放。

父亲回到江西医学院附属医院报到，仍分配在外科工作。医院的党委书记是部队转业干部，非常赞赏父亲在朝鲜战场上不怕牺牲、坚持战地救护工作的优秀表现，对父亲主动申请延期战地工作的事情更是赞不绝口。根据部队上对父亲的介绍信和父亲胸前的三等功军功章，院党委同意吸收父亲加入中国共产党。同时学院提升父亲为讲师，附属医院提升父亲为主治医师，加薪晋级。1955年是父亲一生中难忘的一年，也是父亲最为辉煌的一年。

在1955年5月1日国际劳动节这一喜庆的日子里，家中又添一丁，我的弟弟出生了。为了庆贺我们家五喜临门：父亲入党、晋升讲师、晋升主治医师、晋级加薪、弟弟出生，父母取其双重意义，给弟弟取名"望五"。

附属医院领导决定由父亲负责一个病区的工作。凭着两年朝鲜战场救治经验，和去天津、武汉两所人民医院参观学习的收获，干劲十足的父亲带领一个住院总医师、三个住院医师和十几个实习大学生甩手大干起来。在父亲的带领下，病区几乎每个星期都安排一台大中型手术，如胃切除胃肠吻合术、肠梗阻肠切除吻合术、胆囊切除并胆总管引流术，以及探索性开展血吸虫病的脾脏肿大脾切除术，以减轻门脉高压、消除腹水。然而这种探索性手术因父亲不久就调离了该院，而未能随访观察到预期的结果。当时那三个住院医师都不能独立完成这些手术，尤其是脾切除术，在江西省的医师中尚无人尝试过，风险之大让父亲今天回想起来都感到有些后怕。

　　因为长期病区工作的繁忙，经常连续 4~5 小时的紧张手术，生活饮食的不规律，父亲又病倒了。在一次大手术后，父亲正在更衣室换便衣时有头晕、想排便的感觉，如厕排出的竟全是鲜血。父亲知道这是在朝鲜战场上造成的胃溃疡病复发了，并引起大出血。这是父亲第一次胃大出血。他被立即送到江西干部医院救治，医院采用了保守疗法，经过两个月的治疗，父亲身体康复。从这以后，父亲发生大小胃溃疡出血共计七次，每次均是用中医保守治疗而愈，没有进行胃切除手术。父亲流露出幸福的神情对我们说："我能有今天的完整体魄，全得益于你们的母亲。是她的坚持，不同意做胃切除手术，大胆采用中医保守方法治疗，相信中医可以治疗并治好胃溃疡病。更得益于你们的外婆和母亲几十年的饮食调养，餐餐注意营养搭配，均是易消化、有营养的软食。在多方细心呵护下，我的胃既没有被切除，也没有引起胃癌变。在九十多岁的今天，我仍然可以到中医正骨诊所，用手法为病人解除痛苦，而且行动自如，步履轻松。她们无微不至的关怀和爱护，是我如此健康的重要原因之一。"

第三章

与中医结缘

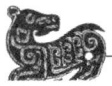

当父亲在江西医学院附属医院外科,领导着病区的医护人员干得正春风得意时,突然接到院领导的通知,要派他去北京学习中医两年。看到父亲低头不语,没有思想准备,院领导开导他说:"学习两年后还可以回来继续工作,这是学会两条腿走路的好机遇,你学成后不仅会西医手术治疗,又懂中医保守疗法。"尽管如此,父亲的心里还是不愿意去北京学习中医,可组织上的决定是必须要服从的,于是在1955年10月父亲离开南昌的江西医学院附属医院到北京的中国中医研究院报到了。

参加西学中培训班

新中国解放初期,党中央毛主席就十分重视中医工作,制定了中医政策,明确指出祖国医学是一个伟大的宝库,应当努力发掘、整理、提高,并委托周总理负责督办。卫生部为了贯彻执行党的中医政策,1954年末,在北京组建了全国第一家中医研究机构——中国中医研究院,并设有附属医院、内科、外科、针灸科和药物研究所。国家启动了抢救高龄老中医宝贵临床经验的工作。为了避免这些祖国医学财富随着老中医的逝去而永远丢失,组织上特地从全国各省调来四五十位著名的老中医,又从全国各地医院选拔一批优秀的、年轻的、具有一定临床经验的西医大夫,到中医研究院工作，为中西医团结合作创造了条件，希望通过这种形式把中医与西医结合起来，走出一条新的医疗之路。1955年中医研究院举办了第一期西医学习中医培训班，我的父亲被批准参加了这期学习班，开始学习中医的经典理论著作（即《黄帝内经》《神农本草经》《伤寒论》和《金匮要略》等）。

在抽调的一百余名西医大夫里有两种人员，一种是西医院校毕业后工作了若干年的医生，一种是1955年刚从医学院校毕业的医学生，父亲属于前者。中医与西医是两种完全不同的医疗学术体系，而且互不了解，什么"阴阳五行""经络脏腑""营卫气血""天人合一"等等，在西医看来都是迷信、虚幻的东西，不科学。而西医的手术治疗和某些检查诊断方法中医也不认同，他们说："身体是父母给的，怎么可以随便切除。"如何做到中西医结合，融会贯通，这就是他们这批人肩负的重任。

紧张的中医理论学习开始了，当《黄帝内经》《神农本草经》《伤寒论》《金匮要略》这四大中医经典著作刚刚学完时，父亲被调到中医研究院外科研究所工作。

拜师学徒

为了把中西医结合工作落到实处，密切中西医师生关系，组织上决定把这批学员以带徒弟的方式分别派到老中医身边，向这些著名老中医学习。父亲先被安排在一位姓阎的老中医身边学习中医外科，虽然中西医外科是两个完全不同的医疗理论体系，但在学习中医外科书籍时，父亲学习了8年的西医理论对理解中医名著还是有帮助的，由此父亲对中医外科也产生了亲近感。

阎老中医是科室里的领导，他对治疗晚期梅毒和恶性肿瘤非常有兴趣，把门诊常见的疖、痈、乳痈、栓塞性脉管炎等病种交由父亲这样的徒弟们去治疗和研究。阎老的这一决定正好符合父亲的想法，他认为治疗晚期梅毒和恶性肿瘤疗效慢，短期内不容易看到好转。在得到自己可以独立治疗的指示下，父亲立刻到医院图书馆里查阅有关中医外科的书籍，在一本薄薄的外科书中（整理者注：段老记不清书名了，《辨证录》《外科真诠》《医林纂要》都有记载）有一个治疗"脱疽"的方子——"顾步汤"，书中记载"脱疽"的病征与西医书里的下肢栓塞性脉管炎描述的症状很相似。父亲当时还没有掌握辨证论治的方法，只好一字不改地照搬到临床上给病人用。他现在还记得药方是：双花二两、当归一两、黄芪一两、潞党参五钱、鲜石斛一两（编辑注：应有牛膝一两）。父亲用此方给三位病人进行施治。这几位病人当时都表现为行走困难，走不了500米脚就痛得不能再走，有的甚至出现第1至第3个脚趾的皮肤都呈紫里带黑色，而且甲床周围都变黑了，好在没有出现皮肤破溃，尚处于早期阶段。开好处方，父亲嘱咐病人一剂药煎三次，将三次的药混合一起分早、中、晚三次服用。患者遵医嘱服药后，其患肢多有发热感。治疗1~3个月后，患者有的可以游览故宫，有的行走路途逐渐延长，脚的疼痛症状减轻，甚至不痛了。后由于父亲调离外科，无法继续治疗和观察结果。

还有常见的乳腺炎病人，父亲在《证治准绳》一书中看到记载着对"乳痈"之病的治疗方法，即用"牛蒡子汤"治疗早期乳腺炎（乳房发炎未至化脓的病例）。父亲在临床上大胆实践，以此方治疗了20余例乳腺炎患者。这些患者都是在西医大夫用青霉素治疗无效时，找到父亲就诊的。一晃半年过去了，父亲接到组织命令调离外科去骨科，向一位四川成都著名的骨科老中医杜自明先生学习中医正骨按摩技术，致使"牛蒡子汤"治疗早期乳腺炎的疗效未得及进行总结。

1957年初，由彭杰三所长亲自带着父亲和陈正光大夫到杜老家里去拜师。按照拜师习俗，他们先向杜老行三个鞠躬礼，彭所长给杜老送上一块画有"松鹤"的大匾和一支雕有"龙头"的拐杖。之后，领导要求徒弟们从生活的点滴做起，关心老中医，每天上班去家里接，下班送回家。经常到市场为师父排队买菜和肉，保证师父吃得好，身体健康。对师父平时的教导做到有闻必录，在全面继承的基础上，去粗取精，根据中医理论进行完善和修改。

按中医传统的习惯，拜师后如果徒弟不行，则是老师没有本事。明确师徒关系以后，双方都有了责任感，从此杜老开始认真地教这些西医弟子。他每天教他们练"达摩洗髓易筋经"功，临床上教他们如何给病人进行检查，做手法治疗给他们看。

骨科业务对父亲来说是生疏的，除了毕业临床实习阶段有过一个月的实践外，在八年的西医临床中他都是在普通外科病房工作。虽然对骨科疾病的治疗没有实际经验，业务上也比较生疏，可外伤治疗的基本原则是相通的。而让父亲对中医骨科产生兴趣的原因，是从两个骨伤病例的治疗开始的。

其中一例是踝关节扭伤的案例。一天，有一位病人一蹦一跳地进了诊室，杜老见了让他坐在椅子上，而自己坐在一个矮板凳上。杜老先将病人的患肢放于自己的大腿上，然后进行手法治疗，用大拇指按摩患肢最肿胀部位，奇怪的是病人既没有皱眉，也没有喊疼。按摩了大约 10~15 分钟后，杜老一手握住患肢胫腓骨下端，另一手握住脚背，对踝关节进行上下左右旋转、伸屈运动。最后杜老用开水调了一包活血散中药粉，敷于双层的纱布上，贴在患肢肿胀处，再用绷带包扎固定，治疗完毕。当病人下地行走时，顿时感觉疼痛减轻，行动也灵活了一些。这个病人没有休病假，继续每周治疗 2~3 次，大约两个月左右，扭伤的踝关节完全康复。这样的治疗效果让父亲很惊讶，如果按照西医的治疗方法，病人需要卧床休息、冰冻止血、抬高患肢，进行各种理疗，甚至采用石膏托固定患肢，内服止痛药等，而中医手法治疗简单，效果比起西医的治疗方法，不仅见效快而且疗效好。

另一例是新鲜的掌骨骨折案例。杜老接诊后将两手放在断了的掌骨两端，在用力牵引的同时，挤压移位的骨端，使其互相靠拢，当骨折处达到接近解剖复位时，杜老在用一根筷子做成的两小段竹棍下面垫上棉花，分别放于掌骨骨折复位部的两侧，再用打湿的三层马粪纸盖于其上，外加绷带包扎固定，并指导病人如何进行握拳锻炼。嘱咐病人一周来复查一次，如果绷带松动了，在原基础上再加一个绷带进行固定。一般需要八周左右即有新骨痂生长，此时可以去掉固定的绷带，让手自由活动，但不许强烈运动。杜老给徒弟们传授自己的临床经验时讲道："治疗这种新鲜骨折，要用牵、挤、卡、靠四个步骤，即第一步牵引骨折两端，第二步挤移断端复位，第三步是用小竹棍卡在骨折复位部两侧，起到支撑与稳定骨折断端的作用，第四步是用打湿的马粪纸包裹，让骨折断端有所依靠，有利于骨痂的生长，骨折的康复。"这种中医对骨折静与动辨证的处置方法比西医的石膏固定 2－3 个月后，产生局部肌肉萎缩、手指僵直的副作用要好多了。

杜老的中医治疗方法，一次又一次地让父亲感觉到，中医正骨手法比西医治疗方法有更棒的地方，从此父亲这个西医大夫开始对学习中医正骨按摩产生了浓厚的兴趣。

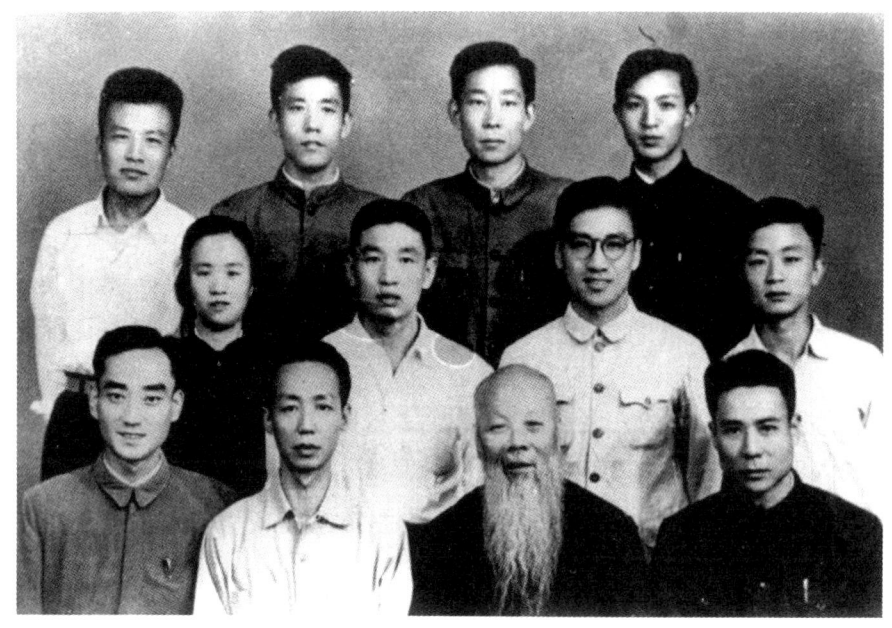

图 3-1 段胜如和全国各医院派来学习中医正骨的学员与杜自明老先生的合影留念

前排右二为杜自明　右一为段胜如

解决夫妻异地

为了让这批年轻的西医大夫能够安心在北京学习,继承祖国医学,组织上在1956年4月把我的母亲也从南昌调到北京,分配在中医研究院外科研究所学术秘书室工作。组织上的这一安排,彻底打破了父亲本想学习两年后再回到江西医学院附属医院外科工作的梦想。既然回到西医外科的机会没有了,只能走潜心钻研中医正骨医术这一条路了。母亲的到来不仅使父亲能够安心学习和工作,在生活起居上也得到进一步的照料,变得比较有规律了,这对有胃溃疡病史的父亲无疑是再好不过的了,同时让远在江西南昌的外婆也放心一些。在医院党组织无微不至的关怀和母亲细心周到的调理下,父亲从此是一门心思努力学习中医正骨的理论,认真实践中医正骨的治疗手法,充分汲取杜老的宝贵临床经验,并在自己的工作中不断总结治疗心得体会,收集各种治疗病例和X光片,为他以后著述写书积攒了丰富的资料。

刚刚上任中医研究院外科研究所学术秘书室工作的母亲，面对的是几百封人民来信，由于外科研究所刚刚成立，全国人民的期望值很高，问病求医的信件很多，当时信件积压了有大半柜子。领导把负责处理人民来信的工作交给了母亲，要求凡是写着"所长亲启"的信件，直接交领导拆阅，对没有指定某人收的来信先拆阅这些信件，拆开后进行分科或分病种，再附上说明分别送至各有关科室，让各科室大夫提出相关诊治意见后，返回学术秘书室，然后根据各科室反馈的意见答复来信人。

聪明能干的母亲按照领导要求，一封一封将信拆开阅读后，把信按不同疾病分类，多是求治骨伤疾病、痔瘘疾病或皮肤病的内容。归纳后母亲把求治信件送到相关科室里，等科室回复诊治意见后，母亲再把各种疾病的答复意见进行整理，共总结出八九个答案通稿，并打印成文。为了让广大的求医者得到满意的答复，母亲在回信中的字里行间既要遵循科学，又要安慰病人，对他（她）所患疾病表示同情，对目前不能治疗的疾病进行耐心的解释，或推荐他（她）去其他医院治疗。就这样只用了两个多月的时间，就处理完了这数百封的人民来信。通过给求医者复信的工作，母亲从中学到了不少的中医知识。

为了更好地继承和发扬祖国传统医学，国家卫生部组织在北京展览馆举办了全国新医药展览会，研究所领导派母亲和另外两个同事前去参观。在展览会上，母亲对凡是有关于中医或中西医结合治疗的案例都进行摘录，回来后制作成卡片，上面记载着疾病名称、治疗方法、治疗效果、主治医师、所在医院、联系方式等，共制成一千多张疾病诊疗卡。让母亲记忆犹新的有天津市南开医院的中医治疗急腹症：如脾破裂大出血、胆结石、阑尾炎等，骨科的小夹板固定治疗骨折，还有山西省文水县医院中医治疗骨结核等，效果都很好。这些资料大大提升了母亲的工作效率和给来信求医者的回复能力，不论是接待来访还是回复来信，都如鱼得水般的顺畅。

母亲的工作得到了外科研究所领导的赏识，为了加强中医传承工作，领导把原来在所长办公室工作的一位西医妇科大夫和一位中医大夫调回医疗临床科室工作，把母亲调到所长办公室当行政秘书。此后，母亲不仅要处理人民来信、来访，还要负责联系安排中央首长和各部委领导的医疗保健工作。例如当时的名老中医骨科的杜自明老大夫就是周恩来总理的保健医师。总理日理万机，没有固定的就诊时间，电话一来就必须立刻放下手头上的所有工作去联系老大夫，并做好一切安排，随请随到，不能有半点闪失或差错。母亲现在回想起来，仍感叹道："这么重要的工作，这么重大的责任，自己连共产党员都不是，可组织上却把这份工作交给自己去做，这是组织上对自己巨大的信任。"而且母亲负责这项工作多年，没有出过任何差错，直到医院成立了高干外宾治疗室才移交出去。每当提起这事，母亲的脸上总是流露出自豪的微笑。

给周恩来总理看病

周总理身边除了西医，也有不少中医，杜自明老大夫就是周恩来总理的保健医之一。由于杜老是周恩来总理的中医保健医，每次为总理出诊时，作为他老人家的大弟子和助手的父亲都伴随杜老一起出诊，一来向杜老学习治疗技术，二来照顾他的身体健康。

国务院西花厅是周总理办公和居住的地方，西花厅西侧的两个大房间是周恩来总理和陈毅外长的办公室，东侧的两个大房间是周总理和邓妈妈的卧室。西花厅中间的大堂前半部分是餐厅，旁边有一个斯诺克球桌。大堂的后半部分是会客室，中间摆放着一尊毛主席的坐像。

每次出诊都是在周总理起床之后，才派车来接杜老和父亲。到达中南海西花厅的会客室里稍做休息，周总理就会出来接见他们，每次都会与杜老和父亲一一握手，总理那平易近人的微笑、和善亲近的音容笑貌至今都深深地感动着父亲。因父亲经常跟随杜老到周总理住的西花厅里给总理看病，不知不觉中，父亲成了总理家的常客。

治疗一般都在西花厅东侧的卧室里进行，在治疗当中，周总理还要不停地处理国家事务，听取相关部门领导人来汇报工作，有时是秘书来汇报事情。记得在一次治疗中，秘书前来汇报说："英国籍华人女作家韩素音（原名周光瑚）已经过了深圳的罗湖桥。"听到这话，父亲心里深有感触，他觉得就连这点小事周总理都要记挂在心，父亲真正体会到总理日理万机，有多么辛苦。

父亲回忆起1960年时，总理的身体出现了"尿潴留"的症状，中央保健局召集各路专家会诊，当时在座的所有西医专家都主张给总理插尿管进行导尿，而邓颖超妈妈不同意。于是把杜老接来，杜自明老大夫给周总理用中医的手法在后腰部位进行按摩治疗，结果总理自行排了尿，由此，中医手法治疗深得邓颖超妈妈的称赞。

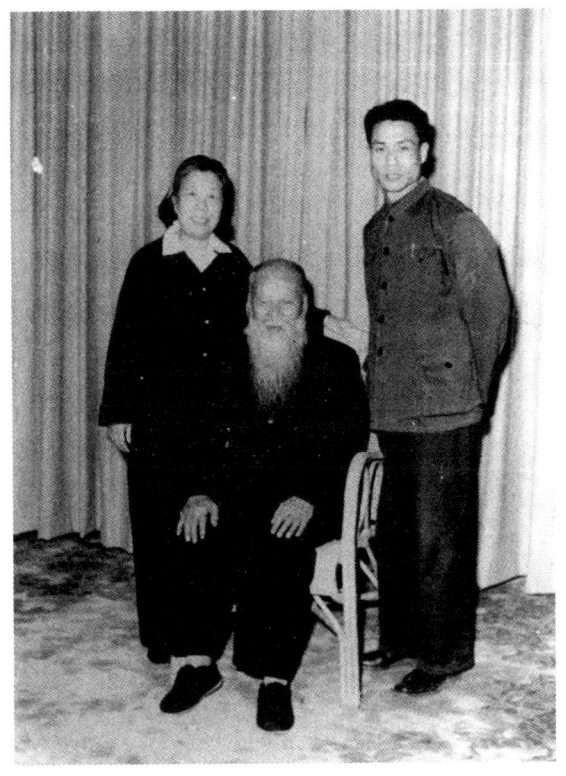

图 3-2 邓颖超先生（左）与杜自明老先生（中）和段胜如（右）的合影

1962年，杜自明老先生去世，周总理在百忙当中还亲自来到中苏友谊医院吊唁。此后，给总理做中医保健的任务落在了父亲的身上。每隔一段时间，周总理的专车会准时将父亲接到周总理的住所为他做按摩治疗。让父亲最难忘的是摆放在客厅里的那尊毛主席的坐像，充分地体现出总理对毛主席的敬爱之情，使父亲深受感动，回家后，父亲在他卧室里的书架上也放了一尊毛主席的坐像。

因出诊没有杜老同行了，父亲心中难免有些紧张，但见到周总理时，周总理依然还是像以前那样随和，这让父亲顿时感到非常亲切。父亲回忆着说："到了那里我只是专心地给总理看病，一句话也不说。总理问什么，我才答什么。"记得，有一次总理问他"郓"是不是念读 yun，父亲不太确定就没敢回答，因为总理说过，不懂不要装懂，做人要诚实。

谈起给周总理做保健医师的经历，父亲对周恩来总理印象最深刻的是

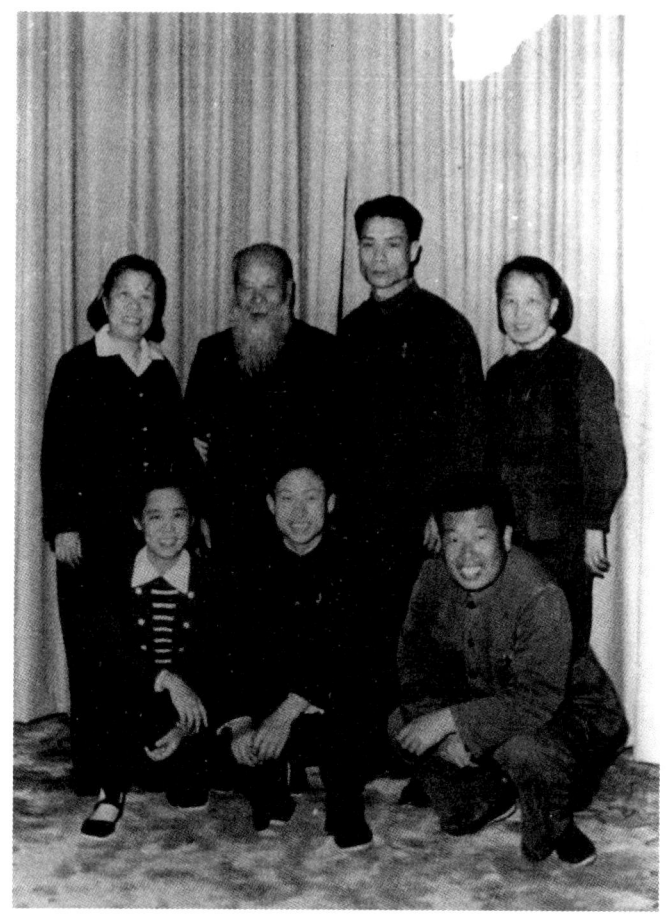

图3-3 邓颖超先生（后排左一）及她的随行工作人员与杜自明老先生（后排左二）和段胜如（后排左三）的合影

他的随和、繁忙和特别关心人。当杜老和父亲给总理看病的时候，常有李先念、廖承志等国家领导人来向总理汇报工作。一次治疗当中，总理对杜老说：上海的宋庆龄副主席给他送来了5条鲥鱼，他自己吃了一条，送给张治中将军一条，留了一条鲥鱼请杜老尝一尝。看完病后，总理留下他们一起吃饭，摆"龙门阵"。

至今在我们家里书桌的玻璃板下，还珍藏着杜老、父亲与周总理、邓颖超等人的合影。这些泛黄的照片，也足以证明周总理对祖国医学及中医大夫的重视。国家领导人对中医的重视，不是停留在口头上的，他们信任中医、尊重中医，为中国树立了一面弘扬和传承祖国医学的旗帜，使我们年轻一代深受教育和鼓舞。

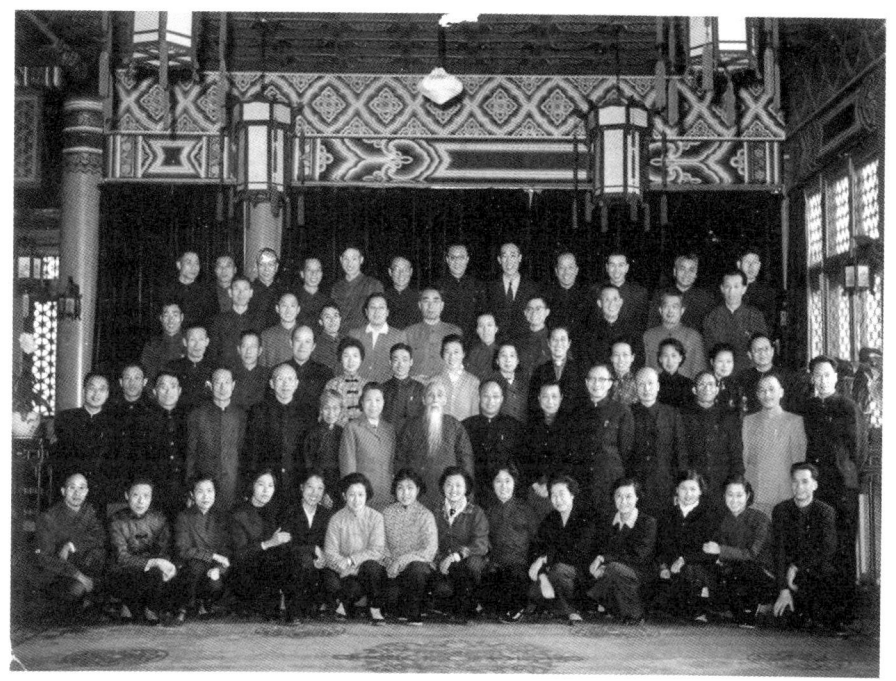

图 3-4　周恩来总理与中国中医研究院部分医生的合影

第四排左六为周恩来总理　最上排左一为段胜如

此后，中央保健局还派父亲为其他中央首长出诊。他曾是徐向前元帅保健组成员，为贺龙元帅、陈毅元帅、林彪元帅、许光达大将、粟裕大将、陈赓大将、肖劲光大将、罗瑞卿大将、杨得志上将、王震上将、韩先楚上将、李德生上将、杨尚昆主席、薄一波副总理、江西省委书记、山东省委书记、姬鹏飞外长、李鹏总理、戚元庆部长等诸多首长们看过病。在1996年底时，中央保健局对已经75岁的老父亲几十年来为几代国家领导人的医疗保健工作给予了充分的肯定，为表彰他所做出的优异成绩，特颁发了奖状。直到2000年，中央保健委员会还继续聘任父亲为中央保健会诊专家，随时参与首长们的会诊工作。

在那个年代里，医院规定正部级首长看病就可以要求出诊，能为首长看病是一种荣誉，没有出诊费的。那个年代里的人们头脑里没有金钱的概念，大家住有所居，人人有工作。作为一个医生，拿着国家发给的一份工资，习惯了俭朴的生活，也没有其他的非分之想，领导让干啥就干好啥。

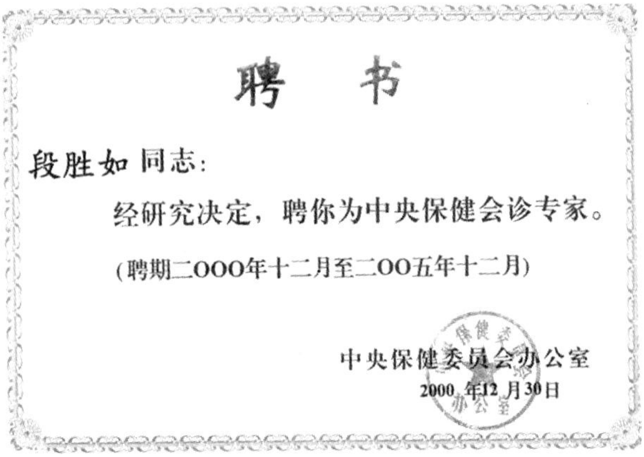

聘　书

段胜如 同志：

经研究决定，聘你为中央保健会诊专家。

（聘期二〇〇〇年十二月至二〇〇五年十二月）

中央保健委员会办公室
2000年12月30日

图 3-5　2000 年中央保健局给段胜如的聘书

在改革开放之前，父母家里一直没有多少存款，只是养大了我们三个儿女，保障了一家人的基本生活。虽然父亲是当了二十几年的骨科主任、母亲也是广安门医院的办公室主任，可家境还是清贫。直到 1978 年邓小平提出在中国大陆搞改革开放，允许少数人先富起来，大家的思想才活跃起来，开始动脑筋、想办法，积极地去创收，提高单位与个人收入。

第四章

蒲辅周老为父亲止血保胃

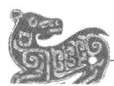

1960年9月29日，缅甸总理吴努应中国政府的邀请前来访华，并参加十一国庆节的典礼活动。全北京市各大机关、单位、学校组织迎宾，从天安门到钓鱼台国宾馆，沿途站满欢迎的人群，父亲和他的同事们被安排在西单路口附近。原定在上午11点钟到达北京的吴努总理，由于在昆明的行程延误，欢迎的人们只好一直站在指定的位置上等候着。那天北京的天气阴有小雨，大家冒着小雨，又冷又饿一直等到下午4点多钟，才看到载着首长和外宾的车队缓缓开过来，人群顿时欢腾起来，向国际友人吴努总理及其随行人员表示着欢迎，当车队开过去以后，迎接任务完成，队伍就可以解散了，大家都各自往家里奔跑。

父亲拖着疲惫的身躯，冒着小雨从西单大街一路紧走慢跑地回到广安门医院家中。看到脸色发青、穿着湿衣、又冷又饿、狼狈不堪的父亲，母亲心疼不已，急忙帮助他换掉湿衣服，擦干头发。外婆将热好的菜饭摆好，让父亲吃饭。因为是国庆节前夕，桌上的菜肴有鸡、有肉，为了给父亲驱寒，母亲还给父亲倒了一小杯葡萄酒，酒足饭饱后父亲就去休息了。由于长期工作上的劳累、学习上的紧张、精神上的压力，加上三年困难时期物资紧缺，营养跟不上，当天又在雨中站了大半天，受到饥寒交加后的父亲，在凌晨4点多钟起床排便，发现竟然是柏油样便，父亲知道自己在朝鲜战场落下的胃溃疡病第二次复发了。父亲神情紧张地告诉了母亲，母亲立刻起来与院保健室的沐洁珊大夫联系，急诊送宣武医院住院治疗。因是国庆节前夕，母亲还有很多工作要完成，安顿好住院的父亲她就回到广安门医院上班去了。

有胆有识的母亲

9月30日夜晚是母亲总值班，半夜1点多钟母亲起床穿好衣服正准备去总值班室接班时，宣武医院来人通知母亲说，父亲准备手术，让母亲去签字。母亲听说后先与总值班室赵金铎副院长说明情况，随后和宣武医院的人一起匆匆赶到医院外科病房。映入眼帘的是面色蜡黄、身形消瘦的父亲躺在病床上，担架放在床边，旁边坐着一个外科医生，病房的墙上、地面、床单、枕套、被子上、痰盂的里里外外到处都喷满了鲜血。父亲不仅仅是柏油样便了，而是喷射状呕血和直接便鲜血，医生估计出血量达上千毫升。此时的父亲已没有自己的主张了，任由医院安排。

面对此情此景，沉着冷静的母亲没有被吓倒，她走到病床边，询问父亲的病情和感受，看见父亲神志是清楚的，便向医生提出要找医院总值班。当时总值班人员是宣武医院的总务科长，他不懂医，母亲了解后向他提出要见医院党委书记，通过电话联系上古书记和侯书记，母亲向宣武医院的党委书记汇报了自己的想法，表达了不同意给父亲做胃切除的手术方案。考虑到父亲是一个骨科医生，在医生职业中这也算是体力工作，胃切除术后的父亲，怎能再从事他所热爱的正骨按摩工作呢？此时，母亲的脑海中不断显现出参观全国新医药展览会，中医治疗急腹症取得很好疗效的病案，父亲是否可以采用中医保守治疗的方法呢？她问医院主治大夫："病人住进来两天了，是否请中医会过诊？"他们无语，母亲又和他们商量，如果你们医院同意，我们自己请中医会诊。母亲向他们介绍在全国新医疗法展览会上，看到许多急腹症的病人采用中医药治疗得到痊愈的报道，有脾破裂大出血、胆结石、阑尾炎等等，其中天津市南开医院做得最好。这些案例支撑着母亲不同意做手术的决心，为了父亲的一生能够健康，一定要试一试再说。在母亲大胆的坚持下，终于得到了宣武医院领导的同意，并做出如下决定：继续输血、止血治疗，严密观察病情变化，如果仍旧大出血，则不再征求家属意见，以免失去手术时机。

院内院外星夜奔波

　　母亲同意这个决定，并立即返回广安门医院，向医院领导汇报了父亲的病情，中医研究院李挺副院长知道后，立即指示药房，凡是治疗需要的药品，不论是什么药一律先治病、后补办手续。有了领导的大力支持，母亲一路绿灯、马不停蹄地奔跑着。她先是半夜敲开蒲辅周老大夫的家门，蒲老坐在卧室的床上，听母亲详细地汇报了父亲的病情，蒲老根据母亲对病情的描述，开出一张止血配方。拿到蒲老的处方，蒲老特意嘱咐母亲其中有一味药"马通"（即白马粪）可能没有，可以用5岁以下的童尿代替。母亲连夜取药，方中其他的药材都解决了，可因为国庆节前托儿所的孩子们都回家了，到哪里去找5岁以下的童尿啊。这时蒲老的得意门生高辉远大夫的爱人对母亲说，我小儿子（4岁多）的尿你要吗？母亲连说："要、要、要。"方药终于配齐了，母亲马上煎药，在凌晨4点时分，将药送到了父亲的床前。遵照蒲老医嘱，母亲将煎好的200毫升汤药兑入60毫升的童尿，搅匀后每半小时喂药一次，每次10毫升温服。

　　第二天，蒲老带着他的徒弟高辉远大夫亲自到宣武医院住院病房去看望父亲。服下蒲老的中药后，父亲大出血的症状明显好转，医院把父亲转到了另一个病房。第三天，父亲住的病房里突然送进来一位病情危重的患者，呼吸声就像在拉风箱一样，早上7、8点钟进来，到中午病人就死亡了。母亲问前来搬运尸体的工作人员："这位患者得的是什么病？"回答说："中毒性痢疾。"母亲一听很是气愤，父亲大出血后体质很虚弱，怎么可以和急性传染病人同住一间病房！母亲找到医院领导，询问住院病人安排原则是什么，为什么这样安排住院病人。如果父亲病情有什么变化，一定要医院给个说法。后来病房护士长前来解释说："这个病人病情很重，可医院传染科实在没有床位了，就临时安排在这间病房了，对不起。"了解到这种情况，母亲不再抱怨了，只能细心观察父亲的病情有无不良变化。因为这个病人住进来的时间短，死后又及时进行了消毒处置，父亲平安地躲过了这一劫。

　　经过蒲老几次调方，父亲终于转危为安，大便潜血的检验结果由阳性转为阴性，稳定了病情。从住院到出院共计17天，便潜血检测完全恢复正常。宣武医院内科主任郎志杰大夫看着康复了的父亲说："还是蒲老有办法，17 天就止住血了。"郎主任和父亲是国家安排第一批西医学习中医的同学，郎主任因不能理解中医理论而中途退出，调回宣武医院内科工作，但这次父亲胃大出血没有按照西医的治疗方案进行胃大部切除术，而是采用中药保守治疗取得的临床结果让郎主任从心眼里折服。

父亲病愈出院

看着病愈出院回到家里的父亲，广安门医院上上下下都在议论母亲："吴秘书你的胆子可真大啊，这么危重的病情，你竟敢用中医中药保守治疗的方法，你可真是有魄力、有胆识啊。"听到同事们赞扬她时，母亲庆幸自己的这一决定，不仅保全了父亲的身体，还保住了他所热爱的中医正骨医师的职业。现在回忆起当时年轻气盛的自己时，母亲还真感到有点后怕呢。

蒲辅周老大夫救了父亲一命的药方，在十几年后父亲给了我一份，我在临床中，对上消化道出血、采用各种西药止血治疗无效的病人，让其家人按此方购药后，遵照药方要求进行煎药、服药，也治愈了数位患者。这些病例推翻了人们心中普遍认为"中医不能治急症"的说法。

在我详细地知道了父亲从发病到治愈的全过程之后，我也深深地佩服母亲的胆大和魄力。母亲虽然不是医生，但母亲却能够做出惊人的决定，这绝不是偶然的，而是来自她一贯的认真好学的精神。从刚到这个单位负责完成群众来信工作，到参观全国新医疗法展览会，母亲学习和了解了中医的许多优点与特色，充分体现出在她的心里对中医事业的热爱和信任。真可惜母亲没有学医，如果母亲也像父亲一样学习中医，我相信聪明睿智的母亲今天一定也是一位"神医"。

病后父亲的身体很虚弱，在家中调养。20 世纪 60 年代初期，物资供应非常紧张，米面粮油、副食等全凭发票、发本供应，虽然家中的细粮全部留给父亲一人吃，可营养补充却仍然不足。医院的领导和同志们都很关心他的康复，母亲至今清晰地记得：蒲老的爱人把国务院照顾老专家的两斤油票送给母亲，杜老先生把苗圃分给他的两只鸡送给父亲吃，何立文同志把朋友从外地带给他的两斤食油送给了母亲，挂号室的信淑贞阿姨把她弟弟从老家邢台背来的大米也分给母亲 20 斤……这一份份雪中送炭的情谊，至今温暖着我们全家人，作为儿女我们感同身受。在外婆和母亲的精心照料下父亲的身体渐渐恢复了健康,重返中医骨伤科岗位,继续工作在正骨按摩的第一线上。

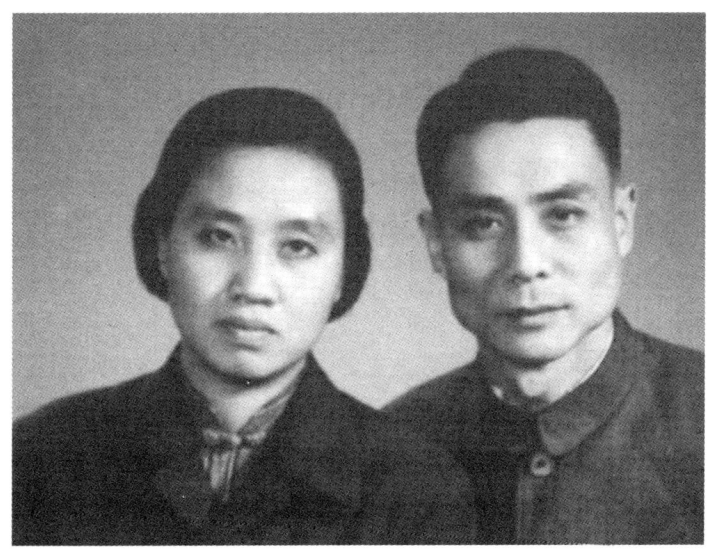

图 4-1　段胜如、吴淑蓉夫妻结婚 20 周年的合影

第五章

特殊时期仍急病人所急

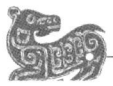

　　1966年的春夏之交,《五一六通知》和《人民日报》报社的一篇《横扫一切牛鬼蛇神》的社论,吹响了全国性"文化大革命"运动的号角。这年6月初,广安门医院院部大礼堂突然贴出了揭发医院党总书记徐仁和是"走资派"的第一张大字报,而他们揭发批斗院党总支书记的事情,一般党员们都不知晓,群众们就更不清楚了。写这张大字报的是一位叫"杜南"的女同志,当时任医院党总支秘书,她紧跟形势的这一举动在北京市卫生系统里打响了"文化大革命"运动的第一炮。

　　接着杜南召开了全院职工大会。在会上,她声嘶力竭地号召先进工人和青年积极分子起来革领导的命,为了达到打倒时任领导班子成员、夺取医院管理权的目的,杜南采用奖励几个工人每人一辆新自行车,封某某青年为连长负责全院的安全,封某某青年为排长负责办公室的工作,封某某青年为科室主任等经济或名誉诱惑的手段,拉拢医院里的工人、刚刚毕业分配到医院的年轻人、对医院领导已有成见的人、怀有个人企图或野心的人等,组成了一个由她领导指挥的班底,成立群众组织叫"红旗公社",杜南自封为"造反派"头头、总司令。表现不积极的、态度不明朗的另一部分人就被打成了"保皇派"。像母亲这样在领导身边工作的人,是"走资派"的大红人,他们多次找母亲谈话,要母亲揭发院领导的问题,母亲认为说话是要负责任的,没有的事情是不能乱讲的,自然成了"保皇派",

只能靠边站。

一时间，造反派们趾高气扬，每天忙着刷大字报、开批斗会，真可谓"山雨欲来风满楼"。一天晚上，杜南突然在大操场上紧急召开全院职工大会，请来了国务院二办（主管国家文教卫生工作）的官员到会。十几个年轻人将医院党总支的五个领导和三个支部书记押到台上进行批斗。当时广安门医院只有330名工作人员，年龄在30岁以上的人都是经历过1957年号召大鸣大放向党提意见整风"反右"运动的，而有的人提意见后就被打成了右派，并下放到青海去进行思想改造。讲话不慎的教训犹记在心，面对今天的批斗会大家都摸不着头脑，一个个坐在操场四周的马路牙子上发呆，哪个敢站上台批斗领导啊。只有一小撮跟着杜南的年轻人在大会上轮流地喊着套话、大帽子乱扣地批斗着。最后，杜南唾沫横飞地发言，声称自己是1945年就参加了革命的干部，至今才定为十八级，她只想看看中央的某些文件，为什么就不可以呢（原来有规定，达到十七级以上的干部才能看某些中央文件的）？真是一语道破了天机，她是因为没有得到提升而恨徐仁和书记的，由此露出了她的狐狸尾巴。他们批斗结束后，国务院二办的官员也讲了话，并当场宣布将这8个领导人关进牛棚，各科室的负责人也靠边站了，我父亲负责的骨科封了一个护士当头头，父亲被剥夺了诊治病人的权利，派去打扫病房卫生。

第二天，这些造反派们撬开院办公室抽屉，抢走医院的公章，代行医院书记、院长职权，在医院里发号施令。后来才知道，杜南的这一系列做法源于他的老公，此人是国务院二办分管文教卫生的司局长，是他指使杜南向北京大学的聂元梓学习，抢写卫生系统第一张大字报，达到抢班夺权的目的。

在那个年代里，中国大地出现了一片混乱之象，到处充斥着派性斗争的火药味。学生停课，学校老师、校长靠边站；工厂停产，技术人员是白丁，厂长都是走资派；机关不办公；政府不办事……广安门医院里的领导关进牛棚，专家、教授被揪斗，人人精神紧张，每天早上6点钟高音喇叭一响，大家就心惊肉跳。

母亲目睹院内造反派指使院外的红卫兵（中学生）打着"造反有理，革命无罪"的幌子，来医院打、砸、抢、抄。把一些高龄老中医押到操场上用皮腰带抽打，90多岁的梅花针治疗方法的权威医师孙惠卿老大夫被打得坐在地上爬不起来，他的老伴还被剃了阴阳头（即把头发剃去一半留一半），还说这叫"横扫一切牛鬼蛇神"。

父亲被关

  针对院里的混乱无序，有些从小就参加革命的老干部，既没有个人问题，也没有历史包袱的人，实在看不惯杜南的嚣张气焰与专横跋扈，振臂一呼，号召群众起来与她斗争，立即有近百人响应，于是医院里又成立了一个叫"星火燎原"的群众组织。由此两派斗争拉开了序幕，打破了杜南大权独揽、颐指气使的局面，这让杜南咬牙切齿地恨死了星火燎原组织，决心欲除之而后快。当得知中央定性退伍军人组织的"红旗军"为反革命时，她认为整倒对方的时机已到，拉住这根稻草，放言污蔑星火燎原的头目孙杰、高培质与反革命组织红旗军有联系，马上召开卫生部、中医研究院及广安门医院的两派群众到广安门医院批斗孙杰和高培质。在会上杜南声色俱厉地批判了一通，接着号召群众起来揭发，父亲正好坐在大礼堂的第一排，立刻站起来说："我来揭发，第一点我拥护中央取缔红旗军；第二点我不是红旗军成员；第三点这是杜南对星火燎原群众组织头头孙杰、高培质的迫害。"父亲的发言让会场上鸦雀无声，杜南没有想到会有这种局面出现，气急败坏地在台上冲着工人纠察队叫道："把段胜如押下去关起来！"应声过来几个工人押着父亲走出会场下四楼，途中工人们没有打父亲，在楼道里他们遇到肿瘤科的张大钊大夫，他对父亲说："你不能硬来，这样会吃亏的。"至今父亲想起来还很感谢他。

  中午下班，母亲回来了，过了半小时父亲还没有回来，我们三个小孩眼巴巴地看着一桌的饭菜，只等母亲发话好吃饭，可母亲对外婆说，再等等吧。我们都不约而同地跑到窗子那里向外张望着，真盼望父亲立刻出现在我们的视野里。又过去半小时，父亲还是没有回来，母亲对我们说吃饭吧，不等了。话音没落，我们三个小孩狼吞虎咽地吃开了，可母亲却没有吃几口。上班的时间到了，母亲沉闷地离开了家。

  父亲被关进一个房间里，有工人和护士看守，一个叫叶增桂的护士对父亲喊着："段胜如你这个反革命分子……"父亲噌地站了起来冲着她说："你敢骂我，我揍你！"吓得她赶忙往外跑，过来三个工人拉住父亲回到原来的位置，按坐在椅子上，工人们依然没有打父亲。好不容易熬到下午下班，母亲回到家中，告诉外婆父亲被造反派关起来了。父亲是有胃溃疡病的，不能长时间地饿着，一天没有吃饭、喝水，这让母亲和外婆很是担心。她们用一个大搪瓷盆盛了一些菜，再放上两个白面馒头，又扣上一个饭盆，让我去给父亲送些饭菜。我捧着母亲装好饭菜的饭盆，认真听清楚父亲被关押的地点，带着刚满十一岁的弟弟一起去给父亲送饭。

刚一进老门诊楼，就听到有人呵斥我们，我和弟弟撒腿就向里边跑，一直冲到四楼时，遇到两个大人的拦截，我们拼命地往里冲，突然听到弟弟一声惨叫，我回头一看，弟弟躺倒在地，双手捂着下身边哭边痛苦地翻转着，我只觉得自己全身的血液往头上涌，愤怒地向拉住我的人咬去，趁着这人一松手，我顾不了弟弟，直冲向关押父亲的房间里，终于见到父亲了。望着面色憔悴的父亲，我含着眼泪把饭盆交到他的手里说："爸爸，妈妈让我们给你送饭来，你吃饭吧。"父亲接过饭盆，边吃边对我说："爸爸不是反革命，爸爸是共产党员，爸爸爱党，爸爸忠于党。"我坚定地点了点头，我的爸爸就是好人。吃完饭，爸爸摸了摸我的头，理了理我左肩部那刚才被撕破了的外衣袖说："回去吧，告诉你妈我挺好的，别惦记。"我点点头，接过饭盆，走出房间，领上还在哭着的弟弟回家去了。

由于造反派拿不出父亲反党的证据，又不敢私设牢房，第二天天还没有亮，杜南就派人把父亲、孙杰和高培质三人用救护车押送到公安部。公安部位于东交民巷，现在叫正义街，原来是英帝国的大使馆，里面很大。父亲被关在游泳池的屋里，每餐一个窝头、一个馒头、就着一个酱疙瘩下饭，晚上睡在地板上。次日一早，刘少奇的大儿子也被送进来了，他巡视了一下屋内，看见父亲的睡铺比较干净，就在父亲旁边住下了。进公安部的第二天上午，公安部的三个干部来到父亲面前对父亲说："你回广安门医院去吧。"父亲认真地对他们说："你们让我回去应该给我出个没有错误的证明。"这三个公安部的干部答道："我们没有拘留你，是你们医院两派群众斗争送来的，你回去好好参加'文化大革命'运动吧。"回到家后，父亲才得知自己被关期间眼科的刘孝书、骨科的李祖模受杜南的指使还来抄了我们的家。其实为了防止这帮人到我们家里来抄家，父母亲提前把与国家领导人的合影用报纸包好，小心翼翼地放在箱子的最底层。父母的预见很高明，造反派来我家抄家时真的没有找到这些珍贵的照片，它们被完好的保护到现在。

停职靠边站

此后,父亲被造反派们赶出了诊疗室,成为专政对象,每天上班的工作是打扫卫生、挑开水、灌暖水瓶等(那时的病房楼没有电梯)。而给病人看病的工作由护士们去做,理由是"破旧立新",过去是"大夫动动嘴,护士跑断腿",今天要革命就必须打破"陈规",大胆"创新"。

骨科的护士班长穿上白大衣到门诊去做诊疗工作了,刚开始她们学着大夫的手法,给病人做些按摩工作还可以对付过去。有一天,门诊来了一个因参加武斗而骨折的红卫兵,接诊的护士不知道该如何处置,照常在受伤部位乱捏一气,把病人痛得哇哇大叫,陪同病人一起来的红卫兵们不干了,解下腰间的武装带,轮着铜头皮带扣就要打医护人员,嘴里还不停地骂着:"你们他妈的是大夫吗?"吓得这护士赶快跑到病房找大夫,让大夫前去进行处理。这次事件后,他们恢复了医生看门诊的工作,而且为他们的大胆"创新"行为解嘲说:"还是让你们这些臭老九、走资派去出门诊看病吧。"从此,父亲又回到了他心爱的诊疗室,每天出门诊为病人诊治。

保护了"走资派"

一天,一位腰部受伤的患者被几个大汉抬着送到广安门医院骨科门诊,父亲检查后确诊为急性腰椎间盘突出症,因病情严重,决定立即收入病房住院治疗。经过一段时间的治疗,病人的病情正在好转。突然有一天下午,来了十多个膀大腰圆的工人,挤满了护士办公室,把父亲团团围住,气势汹汹地指责医生是"保皇党",让父亲交出他们单位的走资派韩金水,要把他押回去开批斗会。

原来这个腰伤病人是汽车修理十一厂的党委书记兼厂长,因批斗会上的暴力和强制做"喷气式飞机"样的姿势,致使腰部受伤而前来医治。看着病情刚有好转,还没有康复的病人,想到一个医生的天职就是救死扶伤,面对这伙凶悍的工人,父亲冒着随时有可能被群殴的危险,沉着冷静地对他们说:"我不管他在你们单位是什么人,但是在这里他是我的病人,他现在的病情不可以跟你们回去。如果你们怀疑我的诊断,可以请你们的厂医或到其他医院请一个骨科医生来会诊,假如确诊他没有病,我是你们说的'保皇派'，我任由你们处理。但如果他们检查后认为我的诊断是正确的，我收这个病人住院治疗就是对的，今天你们就不能把他带走去批斗。如果你们坚持要揪他回去，那好，请你们的负责人给我们医院和我写一个带走病人的字条，并签上名字，我们可以放人，离院后，这个病人发生任何意外，我们医院和我不负任何责任。"听了父亲这一席话，他们立刻联系厂医，可厂医迟迟不到，外院的骨科医师他们也请不来。这时围攻的工人们不再喊叫"韩金水装病，躲进医院逃避'文化大革命'运动"等等，但还是口口声声要把病人揪回去开批斗会。而十多个人中谁也不肯出面给医院和父亲写字条、签名，就这样僵持了很久，在父亲的坚持下，这伙工人没有办法，最后一个个地溜走了。韩金水书记在病房里对刚才所发生的一切都听得清清楚楚，他终于被父亲保护下来了，没有让工人们揪回去批斗，直到腰伤病痛治愈后出院。

　　1978年的一天，韩书记亲自开着汽车来到广安门医院看父亲，并邀请和陪同我们全家人去康西草原郊游。在途中我们得知，"文化大革命"结束了，韩书记被平反了，恢复了原来的职务。他说，要不是当年父亲据理力争地与前来揪斗他的工人们周旋，今天有可能见不到我们了。为了感谢父亲的冒险担当和救命之恩，他特意前来表示谢意。听了韩书记的述说，父亲才记起了当时被工人们围攻的场景，看着韩书记满脸的感激之情，父亲觉得这是一个医生对病人应该做的事情。

钱不够我用工资担保

　　"文化大革命"后期的一天，一位农民模样四十来岁的汉子，背着一个十岁左右的小女孩来骨科门诊就医。父亲接诊后，了解病情为右髋部疼痛，将双侧髋关节对比检查，发现右侧髋部肿胀、压痛，右腿伸不直。进行髋关节穿刺，抽出不少淡淡的脓性液体，X光拍照显示出股骨头有腐蚀现象，临床拟诊为结核性髋关节炎。于是父亲给她开了入院通知书，收入病房住院，等待进行清创手术。

　　平时每天的门诊工作结束后，父亲都要再到病房去转一转，看看住院病人的病情是否平稳，如果没有病变，他才放心地回家去吃午饭和午休。这天父亲依照惯例忙完门诊病人向病房走去，当父亲经过住院处时，看到刚才来看病的那个汉子抱着他的女儿李晓霞坐在楼梯口上痛哭，父亲不解地走过去询问:"我已经同意收你们住院治疗,为什么在这里哭呢?"那汉子抹着泪回答:"我们是从河北蓟县(现天津市蓟州区)农村来的,交不出那么多的押金,住院处不收我们啊。"父亲一听直奔住院处窗口走去,他对里面的办事员说:"这个病人的病情比较重,需要马上手术,拖久了会有生命危险。他交不上押金有我签字担保,如果他的钱到出院时都交不上来,那就从我的工资里面扣,请你马上给她办理住院手续吧。"拿到住院手续,父亲同他们一起到骨科病房护士站,可护士长告诉说:"现在没有床位。"父亲向护士长说明这个小女孩的病情不能拖延,应及早做手术,随后让护士长将他们暂时先安排在医生值班室里。他自己转身进了病房,一个个病人进行查看,看哪个病人基本康复可以提前一天出院,因为病人是个小女孩,男床、女床都可以安排。当时医院实行的是科主任负责制,一切事情都是科主任说了算,在父亲的一手安排下,顺利解决了这个孩子的住院、床位等问题后,父亲才回到家里吃午饭。

第二天,父亲到手术室,带着住院医师们给小女孩做了髋关节清创术,排放出一大盘稀脓,把关节内清理干净后,放入链霉素和青霉素粉各一瓶,然后进行一期缝合。可能是因为农民的孩子体格棒,抗病能力强,加之年龄小,生长力旺盛,小女孩恢复得很快,不久就出院了,结算时他们没有拖欠医院一分钱。女孩的右腿只留下了轻微的后遗症,她和其他正常孩子一样地生活、上学、务农,长大了结婚、生子,晓霞结婚时还给我们家里送来了喜糖。

医者仁心,父亲的所作所为深深地感动了这位河北蓟县的农民汉子,打这以后,他就成了父亲的好朋友,我们家里的座上宾。他叫李保安,虽然是个农民,却有着很好的木工手艺,经常在北京的工厂里干些零活。二十多年来,只要进京做活,他都要到家里去看看父亲,每逢春节他都要进京来看望父亲,不是带着鸡蛋,就是背着红薯、土豆、山楂果、玉米面等农村的土特产。父母哪忍心白吃农民的血汗之果,母亲就去买一些香蕉、糖果等让他带回去给家里人吃。在他身边的亲戚朋友、村里的领导干部只要有病了,他就会热心地介绍到父亲医院里来看病,如果不是骨科的病人,父母亲就要出面找其他科室的大夫来帮忙了。时间一长,他与医院里的不少大夫都成为熟人了。

急病人所急

一天，李师傅的一个老乡开车去唐山办事，不慎出车祸，造成右小腿开放性骨折，送进唐山的一家医院救治。医生看后提出要进行截肢手术，病人不能接受，返回北京到广安门医院骨科来就诊。当时的骨科主任是一个从部队转业下来的卫生员，虽然学了一些中医正骨按摩，但还是崇拜西医。他请积水潭医院的骨科主任前来会诊，这个主任查体后认为伤腿保不住了，也主张做截肢手术，但是病人家属坚决不同意。他们晚上找到李师傅，让他立刻陪同他们到我家去见父亲，要父亲帮忙看看，了解事情的经过后，父亲看到他们焦急的神态，二话没说跟着他们就去了病房。

来到病人床前，父亲看到病人的整个小腿肿胀得很厉害，右脚背的皮肤呈紫红色，但五个足趾却没有一个是乌黑的，右小腿的表皮肤色呈淡红色，根据父亲多年的临床经验，这种情况还是可以采取保守治疗的。正好这个病人的主治医师是周殿华大夫，能够接受中医保守治疗的方法，愿意采纳父亲的治疗意见。他按照父亲的要求，给病人患肢上打了一个厚厚实实的长腿石膏托，让患肢休息。并开具中药"四物汤"等活血的方剂，每日四次分服，再给予针灸治疗的配合。观察三天后，病人主诉患肢有点发热的感觉，右脚背的肤色从紫红色向红色转变。到第七天，患肢病情更有明显的好转。当积水潭医院的骨科主任再次来会诊时，感慨地说："只有你们中医敢保守治疗啊！"最终这个病人的右小腿保住了，只截除了一个无名足趾而完全治愈。行走不跛，回到司机的工作岗位。这一下，父亲在李保安师傅的家乡里更加名声大噪，老乡们越发是纷纷前来找他看病。

第六章

潜心研究正骨疗法

在我幼小的记忆中,父亲从来不用过问家中的琐事,如每日三餐吃什么、柴米油盐有没有、三个孩子衣服的添置、学习成绩如何等等。只要父

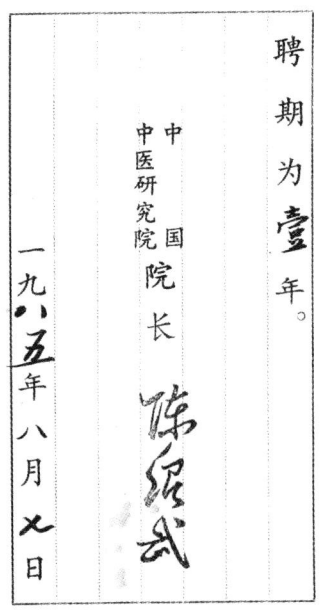
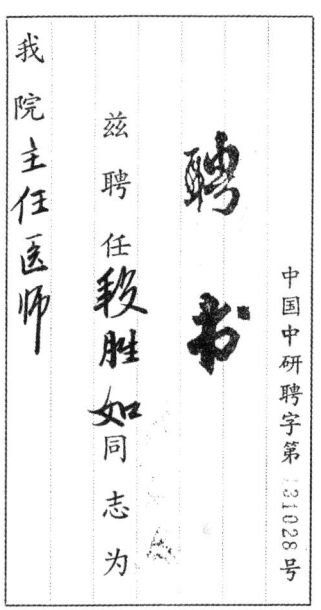

图 6-1　中国中医研究院给段胜如颁发的主任医师聘书

亲在家里休息时，他一定是在看书学习。夏季西晒的卧室里别提多闷热，父亲打上一盆冷水放在旁边作为降温用，专心地学习中医、西医的理论书或外文书籍等。为了更深入学习和钻研中医正骨按摩疗法，父亲还争取机会外出采风到天津、上海、福建等地，向当地最有名的中医正骨医师讨教经验，就连北京传说中的双桥老太太，他也没有放过向她学习的机会。由于父亲的勤奋学习，勇于实践，积极总结临床经验，组织上逐级提升他为骨科副主任、主任、主任医师、资深研究员，还是中央首长的保健医师，1992年父亲经国务院批准，享受政府特殊津贴并颁发了证书。

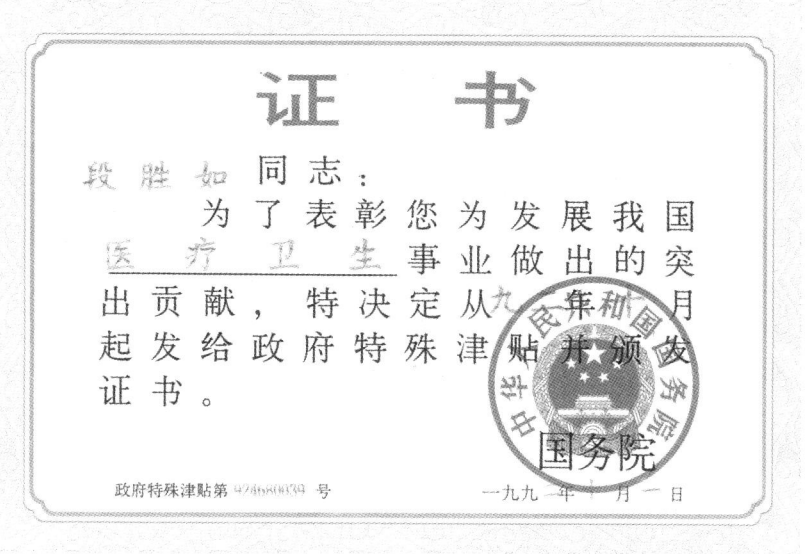

图6-2　国务院颁发给段胜如的享受特殊津贴的证书

学习与钻研

在工作中，他认真实践中医正骨的治疗手法。渐渐地他发现，中医正骨按摩推拿作为中医理论指导下的一种传统疗法，在一些方面，其独到的疗效绝不是现代各种先进仪器或手术所能替代的。结合越来越多的临床实践，父亲领会到中医骨伤科的精髓在于手法：治疗是以手法为主，配合功能锻炼，辅以药物。父亲说："手法对筋的紧张、痉挛甚至挛缩以及关节运动范围的受限、或错骨缝，都有独到的较好的疗效。一个错了位的新鲜骨折，一个离开了正常位置的脱臼，一条伤后痉挛或挛缩的肌肉，只有及时用手法才能使其归还原位，恢复正常，这绝不是单纯药物所能奏效，也不是手术所能全包的，这就使中医骨伤科医师有了活动空间和用武之地。"

这几十年里，父亲天天出门诊，有时一上午就要看20多个病人。对每一位患者父亲都是亲力亲为以高度的责任感，认真进行查体、诊断、确定治疗方案、并精心地去做治疗。每当遇到一些疑难病症时，下班后父亲回到家里都要翻看大量的相关书籍和资料，认真研究伤者局部的解剖结构有何改变，与正常解剖位置有何不同，如何进行复位或舒缓痉挛，从而减轻病人的痛苦等等。

记得我十岁左右，夏季的一个星期天早晨，我正在睡懒觉，父亲把我从梦中叫醒，我迷迷糊糊地爬起来，不知道父亲要我做什么。只见父亲让我背对着他，而他的两只大手在我的肩部捏来捏去，一会儿让我双臂抬起向上，一会儿向前，一会儿又向后扳……等父亲走后，我疑惑地问母亲："俺老爸这是干啥呢？"母亲说他在你身上了解肩关节的解剖情况和运动范围。至于父亲的从业精神，母亲曾语气凝重地对我们诉说："你们的父亲对每一个他经手治疗的病人都有着一颗善良的心，他总是急病人所急，想病人所想，为病人治疗时都是以最小的损伤、最少的开支，尽最大可能保护患者肢体的健全和基本生理功能，以达到最佳的治疗效果。他始终怀着高度的责任心，对每一个前来看病的患者都是坚持亲自查体后，再确定治疗意见，如果见不到病人，他是不会轻易下结论的，这是你们的父亲几十年来看病的准则。"的确如此，直到现在，每当我们向他介绍病患时，他依然是要求面见病人，亲自查体后才会说出他的治疗意见来。

传承与创新

在不间断地治疗过程中，经过潜心研究，父亲体会到用马粪纸数层固定治疗新鲜腕舟骨骨折的疗效很好，病人在一个多月即可达到骨性愈合。父亲认为能够达到如此效果与在手腕鼻烟壶部加一个五层小圆纸垫，以稳定腕舟骨断端不移动有很大的关系。为了推广这种治疗方法，使患此病的病人不通过做手术治疗而得以康复，在院科研办公室主任我母亲的大力协助下，父亲向北京市各医院骨科发出通知函，请求将这种病人转到他们医院治疗。随即北医三院骨科曲绵域主任转来一个少年病人，是陈旧性囊变型腕舟骨骨折，经过四个月的纸板加压垫固定治疗，获得骨性愈合。此外，积水潭医院手外科主任韦加宁介绍来一个他的同班同学（朝阳医院内科主任）的孩子，已经考上美国托福，下半年就要去美国学习，因打篮球摔伤了手腕致新鲜腕舟骨骨折，经过父亲两个月的治疗实现骨性愈合。父亲总结得出：这种纸板加压垫治疗腕舟骨骨折的方法，与西医手术的治疗结果相比，具有轻便（不用打石膏）、省时（治疗期短）、经济（治疗费用低）、效果好（骨性愈合率高）、没有腕指关节僵直后遗症的诸多特点。患者即可以免去手术的痛苦，又可以完全实现手腕功能的恢复。

推广与发扬

十年浩劫期间医院实行了军管，由军代表和牛棚里放出来的部分领导组成了革命委员会，母亲被吸收在革委会业务组工作。1976年打倒"四人帮"以后，党中央平反了冤假错案，整顿了社会秩序，两派群众组织的领头人物：红旗公社的杜南和星火燎原组织的孙杰，都因犯有严重政治错误，被公安机关关押了六七年才放出来。不久军代表先后撤离了广安门医院，医院体制恢复正常，根据医院对机关干部轮流安排去五七干校劳动锻炼的规定，母亲到干校去锻炼了一年。

从干校回来之后，医务处领导龙云和外科主任李世忠要去阿里地区援藏，不久母亲被提升为医院的科研办公室主任。面对这份任职书，从来没有认过输的母亲，对今后的工作进行了冷静地思考和分析。虽然自己不是医疗专业人士，为了不辜负领导的信任，能够做好这个科研办主任的工作，一定要遵照毛主席的教导"依靠群众，从群众中来，到群众中去"，调动科室工作人员的积极性，把医院各科室的主任和专家、教授们都看成是自己的良师益友，尊重他们，虚心向他们请教，他们的业务支持和鼎力帮助就是自己完成科研办公室工作的坚强后盾。

时任广安门医院科研办公室主任的母亲认识到，要做好医院科研工作，必须把广安门医院研发成功的医疗新成果推广出去，开展院内院外的新医疗成果项目大协作，同时把社会上好的医疗经验不断引进来，不仅能逐步提高和完善我们自己，还可以使广大患者得益。

于是母亲对院内各科室上报到院科研办的新成果项目资料进行整理，认真了解新成果项目的研发过程，在临床使用的效果，及患者的愈后反馈意见,认为肛肠科研制的"消痔灵注射液"治疗三期内痔的效果很不错。为了使这项成果在全国得到推广,母亲与项目负责人史兆岐教授共同组织在北京、南京、衡水等地多次召开"消痔灵注射疗法"治疗内痔的学术会议,并且面向全国在院内或外地举办"消痔灵注射疗法"培训班,让这种痛苦小、效果好、费用低、不用手术就能治好重度内痔的方法得以全面地推广。

　　看到父亲在临床工作中,对传统中医正骨治疗方法不局限于单纯的继承,他结合西医解剖原理,细心钻研疾病的治疗技术,在腕舟骨骨折的治疗上进一步创新疗法,并取得很好的治疗效果后,1979 年,在总结了 190 多例病案的基础上,召开了第一次中医研究院科研办组织的"关节内骨折经验交流会"。在骨科的大力支持下把腕舟骨骨折的临床治疗经验介绍出去,让社会认识广安门医院骨科。之后又在青岛召开了第二次推广大会,骨科泰斗王桂生、冯传汉等著名专家都参加了会议。北京骨科权威医院积水潭医院也派员参加了。会议之后,积水潭医院再遇此种骨折病人时,不采用手术方法治疗,而是转诊到广安门医院骨科进行治疗。在全国骨科学术鉴定会上,与会专家一致认为"纸板加压垫治疗腕舟骨骨折"的方法是一项具有创新性的研究成果,同意报国家卫生部科学技术成果评审委员会,并于 1982 年该项目获得国家卫生部科技成果乙级奖。

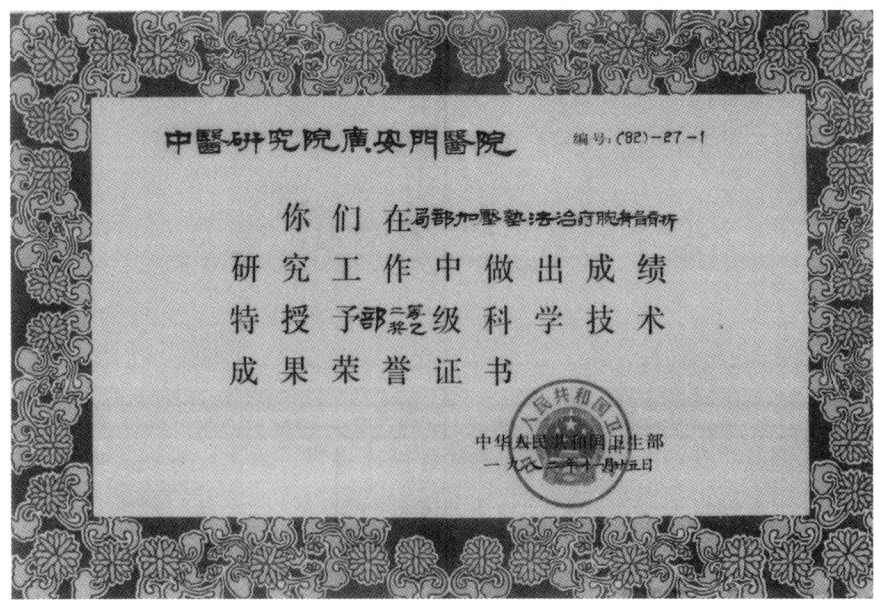

图 6-3　国家卫生部授予段胜如骨科研究团队的科技成果荣誉证书

通过这些学术交流会议，鼓舞了广大的一线科研工作人员，科研办公室的工作也更加顺利，上述两项科研成果不仅分别评上了国家卫生部的科研成果奖，而且被黄家驷教授编入了《中华外科学》的教科书里。母亲的才干得到了医院上下的一致好评，正当她全身心地投入到医院的科研管理、总结推广的工作中时，母亲又接到调任医院办公室主任一职的通知。

改革工作进入医院

1983 年，医院的新住院病房楼竣工了，卫生部指定广安门中医院为全国中医医院改革的试点单位，为了做好医院的改革工作，崔月犁部长和中医司田景福司长亲自率队来医院蹲点，院党委指定时任院办公室主任的母亲和沙凤桐、李秀英、潘小秦四人组成"改革办公室"，配合改革工作，并任命母亲担任"改革办公室主任"一职。

为了做好医院改革工作，母亲及其小组成员参观了首钢医院、协和医院、中医医院和建工医院等相关的建制和管理流程。结合广安门医院的具体情况，决定从改进和加强医院管理工作入手，制定出各部门、各科室的职责范围，根据"三级医师负责制"的经验制定出各类各级人员的岗位责任制，还制定了一套财务管理制度及全员职工的奖惩制度。通过全员职工的反复讨论后定稿试行。另外，根据骨科门诊挂号难，病人半夜排队及医院床位紧张等情况，开展了业余门诊，建立了家庭病床，颇受病人欢迎。

1984 年初，根据部分领导的意见，在广安门医院召开了市属 100 家中医医院的院长会议，在会上广安门医院领导汇报了医院改革工作的情况，费开阳院长还应邀到天津、沈阳等地介绍了医院改革工作的经验。母亲总结的"广安门医院在改革中前进"一文，也在沈阳《医院管理》杂志中发表。

此后，医院的改革工作便告一段落，在 1984 年下半年院党委根据国家干部退休政策，批准年近 58 岁的母亲退休，母亲为她的职业生涯画上了一个圆满的句号。

每当提起她的职业经历，母亲都会说由于自己读书太少，文化不高，所以不论到哪里工作，她都是全力以赴，希望把工作做好，在单位站稳脚跟，一辈子能自己养活自己。为此，母亲努力学习各种知识，对新鲜事物比较敏感，处理问题也比较慎重。在她所工作过的几个单位的领导们对母亲都是赞赏有加，信任备至。

母亲一生没能加入中国共产党，但她却管理了一辈子单位的公章。记得在中医研究院机构调整时，针灸研究所与外科研究所合并，时任党委书记石斋同志几次把单位公章交给母亲保管，母亲都没敢接受，内科研究所的唐继宗老妈妈看到这种情况后，给母亲做思想工作，母亲这才接过了公章，并且非常感激党和组织对她的信任与肯定。

母亲的一生虽然没有得到像父亲那样多的荣誉和光环，但她老人家不仅为广安门医院奉献了三十余年，不论组织上把她放在行政办公室、科研办公室、或医院办公室、还是退休后的服务公司财务室等，她都把工作干得有声有色，有条有理，有情有义。在继承和发扬祖国医学、推广中西医科研成果上，也做出了很大贡献。她选准项目，外请专家，多次组织召开各地学术交流会，大大提升了广安门中医研究院的知名度。不仅受到历届领导们的首肯，还结下了许多的好人缘。

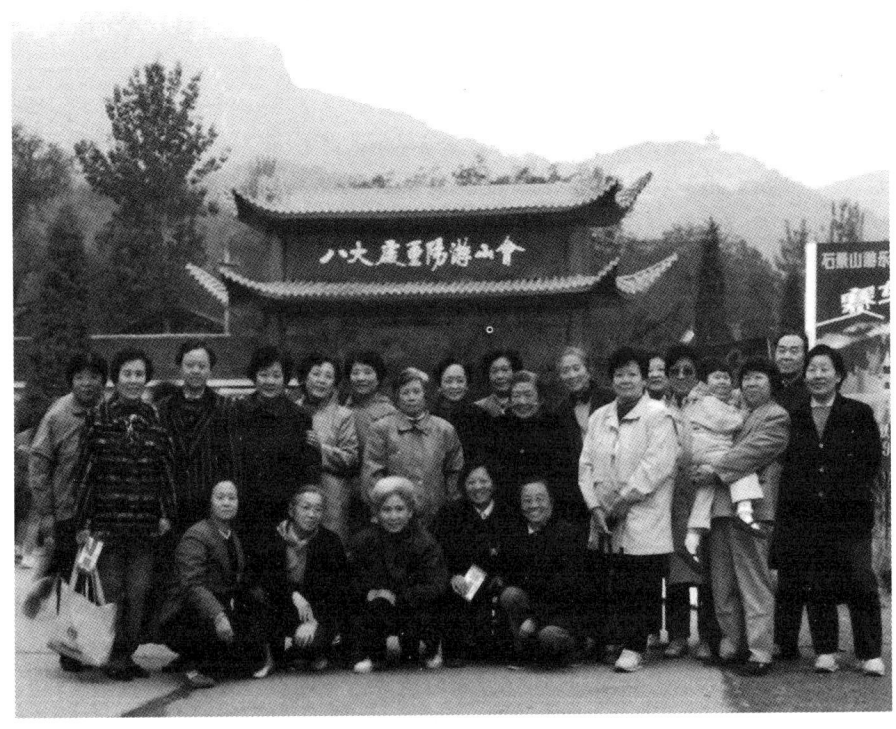

图6-4　段胜如妻子吴淑蓉与同事在八大处游玩时的合影

前排蹲者右一为吴淑蓉

在改革开放的年代里，以卫生部崔月犁部长为首的医院工作改革领导小组中，她充分发挥自己的聪明才智，坚持用制度化管理的思路，在多年来积累的行政管理经验的基础上，努力完善各部门、各科室、各岗位的工作职责和责任制度，并制定出相关的奖惩条例，使工作落到实处，责任落到人头，是非清晰、奖惩分明，大大激发了全院职工工作的积极性，成为全国医院改革工作的榜样单位。

第七章

中医正骨走出国门

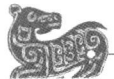

20世纪六七十年代,中医在世界盛行,医院里专门设置了外宾接诊室,每当遇到骨伤科的外籍病人时,父亲就会被派去诊治。正骨疗法也因此带领父亲频频走向世界。

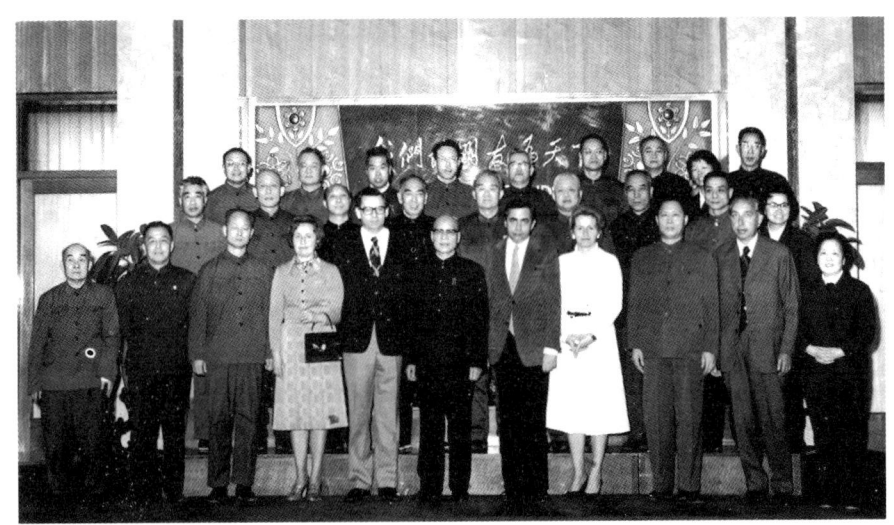

图7-1 德国假肢专家与卫生部领导、中科院院士和骨科界同人的合影

背景是"我们的朋友遍天下",第二排右二为段胜如

第七章 | 中医正骨走出国门 | 047

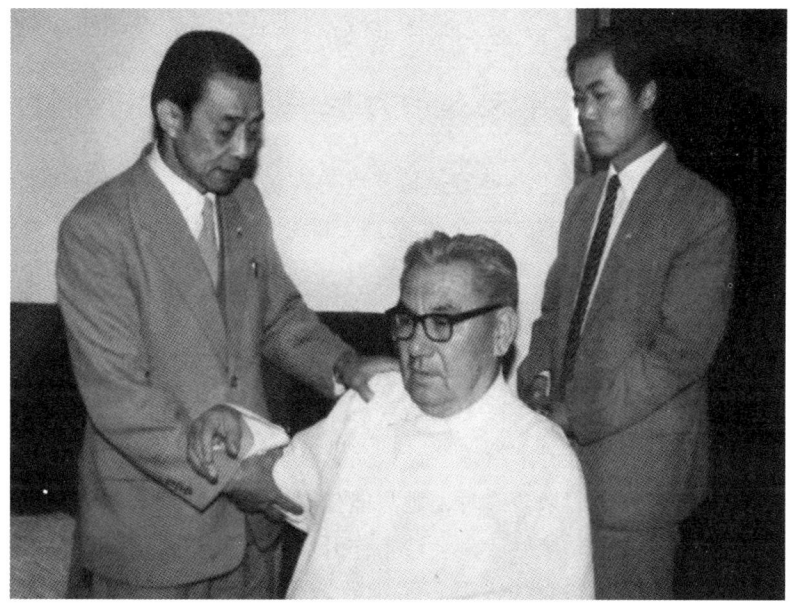

图 7-2　段胜如在为外宾治疗肩周病

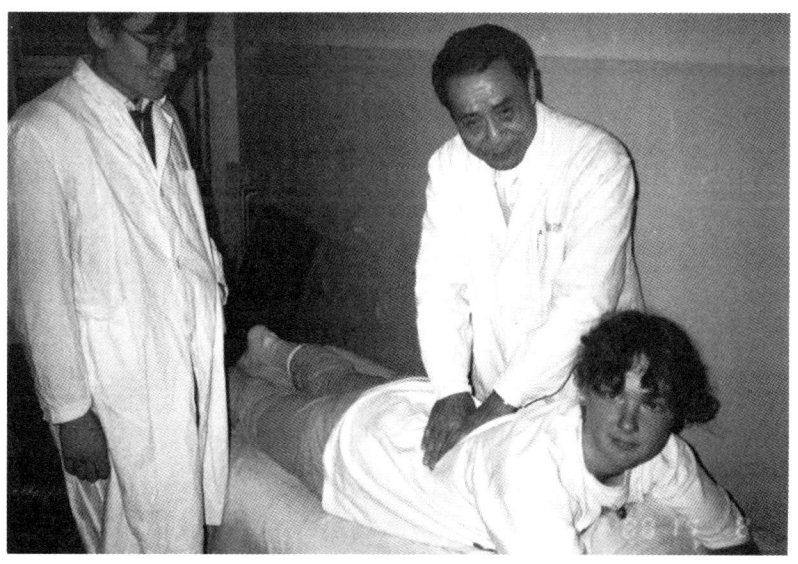

图 7-3　段胜如在为外宾治疗腰病

给斯里兰卡总理班达拉奈克夫人治疗腿疾

1972年夏,斯里兰卡总理班达拉奈克夫人访问中国,中国政府高规格地接待了她。当时全世界有三个女总理,除她以外,还有印度的甘地总理、以色列的梅农总理。在这三个国家当中,当时只有斯里兰卡与中国的关系最好,其他两国的总理老骂我们。

此次班达拉奈克夫人来访,国家领导人周恩来总理亲自接待与陪同。在访华期间,夫人提出顺便在中国治疗一下她的膝关节病,国家卫生部立即组织在京的中、西医专家给她会诊,父亲作为中医专家参加了会诊。由于她的腿痛,当专家们来会诊时,她只能坐在一把太师椅上,先与前来的专家们一一握手致意。接见后,会诊工作开始,是由积水潭医院的孟院长主持,他先为班达拉奈克夫人进行了细致地检查后,向大家报告了病情。由于班达拉奈克夫人接受过英、美国家的医生治疗,西医的治疗方法也差不多,效果不理想,最后决定用中医方法进行治疗。父亲为她检查后,确定她患的是"老年性膝关节骨性关节炎病",治疗方案为:父亲用中医手法给她的膝关节周围组织进行推拿按摩,然后手法牵引。宋正廉大夫给她扎针灸,治疗地点在她住的国宾馆钓鱼台18号总统楼,每天进行一次。为了方便治疗,班达拉奈克夫人出访到哪里,治疗小组的医师们也随行到哪里。

当周总理在人民大会堂宴请班达拉奈克夫人时,父亲也被邀请参加了,这是父亲第一次参加国宴。席间每上一道菜都要奏乐,开始时奏班达拉奈克夫人喜欢的斯里兰卡乐曲,再上菜时就奏中国的乐曲。此情此景使父亲联想到了古书中所描述的皇帝的国宴中歌舞升平的画面,充分展现了两国人民的深厚友情。

几天后,火车专列送班达拉奈克夫人去沈阳,父亲一起随行,看到沿途在交叉路口都设有便衣警察进行安全保卫工作。到达沈阳后,他们参观了北漂飞机制造厂,然后再抵达大连。进入大连,街道两边列队站了许多民众和中小学生,手持鲜花彩带,嘴里不停地高喊着:"欢迎欢迎,热烈欢迎!"在这种友好的氛围中,一行人驶进了棒槌岛宾馆。

大连市官员陪同她参观了山上的防空洞,洞很大,汽车可以直接开进去。当时我国与苏联的关系比较紧张，为了防止外敌来侵，毛主席号召全国人民"深挖洞，广积粮"，父亲还亲身参加过深挖洞的工程呢。此外，还安排她们一行参观了贝壳雕花屏幅厂，为表诚意，市领导请她挑选两幅喜欢的贝雕屏幅送她作纪念，面对数百幅画面各异的精美贝雕屏幅，班达拉奈克夫人与其儿子、大臣们商量了许久，最后挑选了嫦娥奔月图等，随行人员也每人得到一件小礼物。

次日，周总理从北京赶来棒棰岛与班达拉奈克夫人会谈，并陪同她飞抵上海。在上海机场，由于她的腿痛不能多走路，周总理和上海市革命委员会主任王洪文陪同站在敞篷汽车上，向前来欢迎的人群绕场一周表示谢意，最后下榻在上海锦江饭店七楼。乘坐电梯只能到达六楼，一般人就不可以再上了，父亲他们因为有特别通行证，可以上到七楼为夫人进行治疗。

第二天，革委会主任王洪文宴请班达拉奈克夫人，席间有一道菜叫"锅巴"，一张焦黄的大锅巴，把调好的酱汁倒在上面，立即腾起一尺多高的蒸汽，吃起来又香、又脆，真好吃。品着这道菜，父亲不由得想起他小时候在江西南昌的老家里，大锅焖米饭，天天都有焦黄喷香的锅巴吃，可自从上学、工作离开家乡后，几十年来再也没有吃过了。过一会，又上

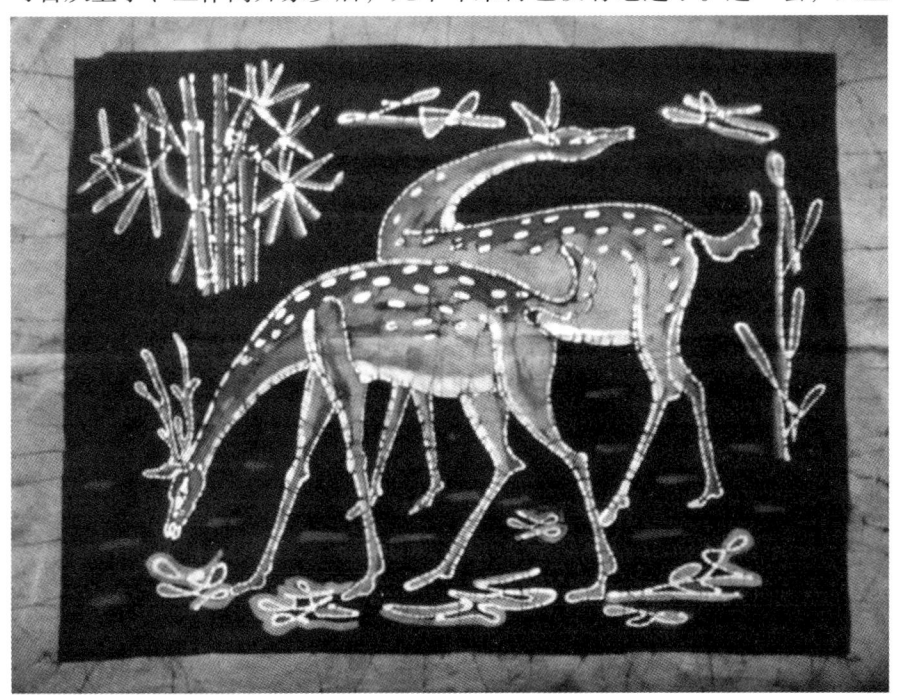

图 7-4　班达拉奈克夫人送段胜如的方巾

来一道冬瓜汤，盛汤用的不是碗，而是大半个冬瓜，在冬瓜的表皮上刻着好看的花纹，喝一口里面的汤汁味道鲜美极了。随后上来的面食形态各异，不论是小馒头还是小包子都做成了不同的小动物形态，班达拉耐克夫人手持面点边吃边说："这么精美的小食点，加工起来一定很麻烦吧，让我几口就吃掉了，真的是太浪费了。"王洪文听后是哭笑不得啊。

班达拉耐克夫人的访问行程结束之时，父亲的治疗任务也就结束了，夫人在回国临行前送给父亲和翻译章含之每人一块印有两只梅花鹿花纹的棉质方头巾，迄今仍在家中留作纪念。

去尼泊尔进行学术交流

在1979年，尼泊尔国家尼医学院为了振兴尼医，向中国发出邀请函，希望派中医专家到尼泊尔进行学术交流，卫生部以医学会的名誉，派父亲和一位中药学者、翻译共三人前往。在尼泊尔的医学学术交流会上，父亲做了"纸板加压垫法治疗腕舟骨骨折"的学术报告，获得与会者的一致好评。

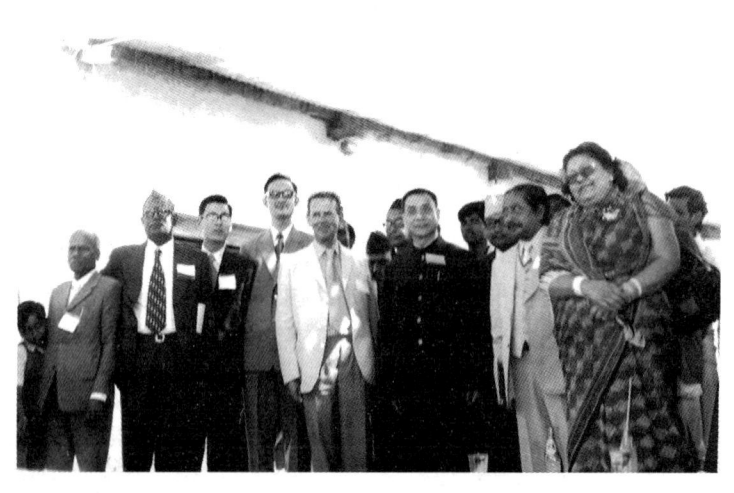

图7-5　段胜如在尼泊尔参加学术会议后与该国医学界人士的合影

前排右一为国王的妹妹，右二为尼医学会主席，右三为段胜如

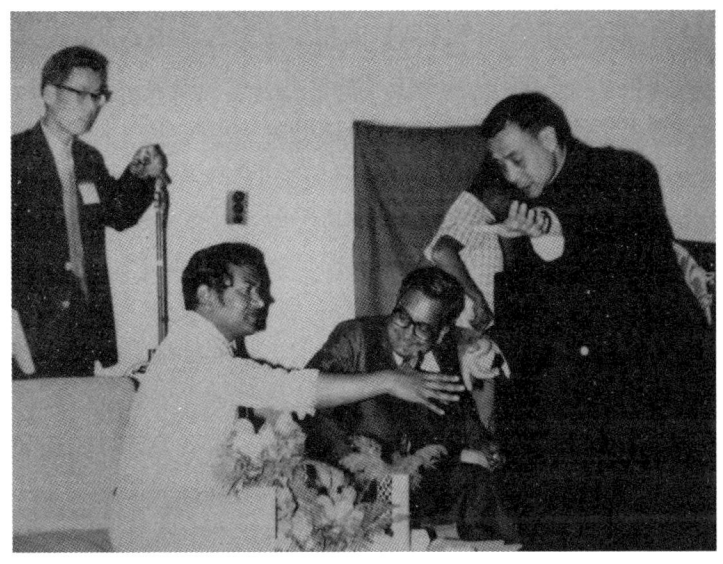

图 7-6　段胜如在尼泊尔医学交流会上示教

为沙特亲王看病

1982年秋季的一天,父亲正在诊室上班,医院院长把父亲叫到办公室,指着旁边坐着的一位同志说:"这是国际贸促会的人,他们通过国家卫生部和中医研究院领导,邀请你去为沙特阿拉伯一位亲王看病,你把手头的工作安排好,同他一起去吧。"父亲回到科里交代好工作后,就同来人去会诊。

这位同志把父亲带到长城饭店的总统套间,指引着父亲来到一位外宾面前,介绍道:"这就是患者,他是沙特阿拉伯的一位亲王。"父亲向他表示友好后,开始认真地给他进行查体,通过各部位检查后,父亲认为亲王患的是"腰椎间盘突出症",便为他进行中医手法治疗。首先父亲用手牵引他的双腿,第二步对腰腿部的痛点给予按摩,第三步进行斜扳肢体、侧扳腰部,第四步让病人屈腿蜷坐在床上、双臂抱住腿,父亲协助他做躺下坐起类似不倒翁的动作,达到滚动腰部的目的,最后再牵一牵双腿结束治疗。治疗后的亲王起床下地,在房间里走了一圈微笑着说:"嗯,走路轻快了一些,腰腿也感觉舒服一点。"自此,父亲每天为他治疗一次。为了表示感谢,有时治疗后亲王会留下父亲吃饭,在长城饭店的顶层餐厅,这层楼是可以转动的,可以观看饭店周围和全市的景色。亲王安排坐在窗边就餐，他们一边吃着点心，一边观看外边的风景，一边聊着他病后的治疗经历。

原来，亲王患此病后，先后经过英国和美国的医生为他治疗，但他们都建议他动手术。亲王害怕做手术，就打算经香港去台湾请中医治疗。在香港落榻后，他的香港朋友建议说："请中医治疗去大陆到北京多好，你不是认识国际贸促会主任吗，和他商量商量嘛。"亲王接受了朋友的建议，与大陆国际贸促会主任联系成功。不久，亲王一行人员乘专机抵达北京，他们的中国之行受到国际贸促会的热烈欢迎，并安排他们入住在长城饭店的总统套间（七间房间）。

贸促会首先介绍亲王到协和医院骨科治疗，接诊的骨科主任吴之康教授了解到亲王曾去过伦敦、美国等医院治疗效果不佳的诊疗病史后，对贸促会的陪同人员说："我们也是西医疗法，不如去中医研究院广安门医院骨科找段胜如主任看看，中医治疗这病效果还是不错的。"父亲接诊后，每天到长城饭店为亲王用手法治疗一次，共进行了七次治疗，病情明显好转。临行前，亲王设宴答谢贸促会，也请了吴之康教授和父亲。席间亲王提出回国后，想邀请父亲去沙特利雅得继续为他治病的请求，贸促会主任满口答应下来，并商定治疗时间暂定为三个月，每月薪酬一千美元。第八天，亲王就回国了。为了促成此事，贸促会与卫生部进行协商，把父亲先借调到贸促会，从贸促会办理出国手续。关于薪酬卫生部同意每日给付一美元的津贴，工资照发，后因贸促会的多次争取，结果答应每月给付一百美元。由于语言不通，给父亲配备一名阿拉伯语的翻译。

当时沙特阿拉伯尚未与我国建立外交关系，而父亲又没有出国的经验，临行前外交部西亚北非司司长向父亲介绍说："沙特是王国制，和我们的制度完全不同。你们看到什么、听见什么都不要管，也不要说。"还嘱咐父亲："如果你们在利雅得遇到什么事或有困难，可以打科威特中国大使馆的电话，他们会保护你们的。我已经通知了科威特的大使馆，这是他们办公室的电话。"就这样，父亲第一次出国。

从首都国际机场起飞，中途需要在巴基斯坦国的卡拉奇市换乘飞利雅得的航班，利用这个等待的机会正好可以旅游一下，父亲他们参观了巴基斯坦开国元首的纪念馆和市内最大的清真寺。到达利雅得后，住进了一家五星级宾馆，经理是个法国人，伙食就是法国口味了。虽然菜单上标有一百多种菜肴，可父亲只吃得惯四种食品，有鸡丝汤面、果酱涂面包片、荷包鸡蛋、油炸虾仁。那个像手掌样大小的牛排,父亲是真的享受不了啊。

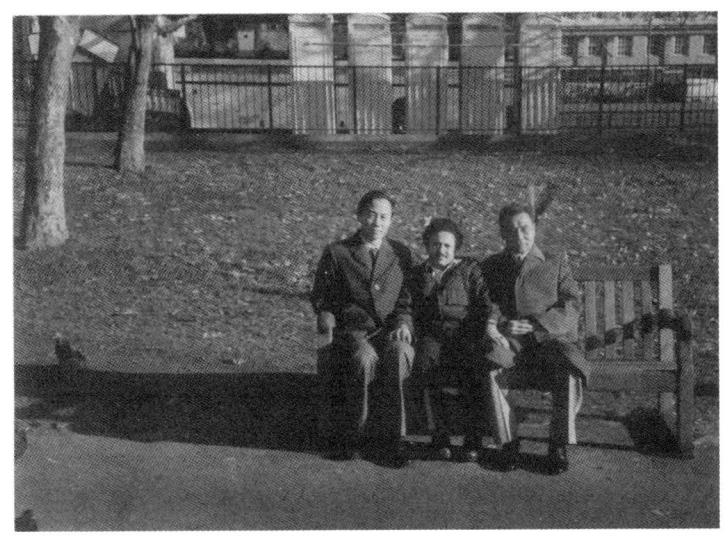

图 7-7　段胜如在英国和沙特亲王的合影

右一为段胜如,中间为沙特亲王,左为翻译

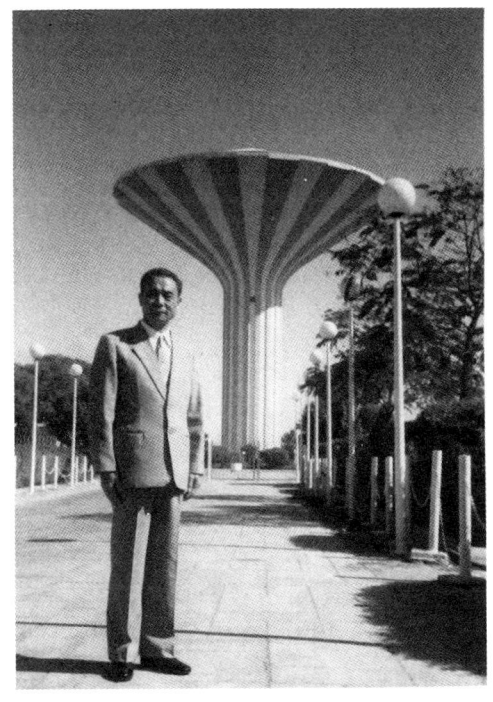

图 7-8　段胜如在利雅得皇宫前大道上的留影

在利雅得父亲每天定时为亲王治疗，看完病没有其他事情，他就和翻译一起出去逛大街。看到一家店门前挂着大红灯笼，两旁的圆柱上有盘龙，父亲心想这家一定是个中国的饭店，等走进去才知道原来是台湾人开的。饭店经理听说他们是从大陆来的顾客非常热情，亲自沏了一壶铁观音茶来招待他们，可是父亲不敢喝呀，担心老板在茶里下迷药，再遭到绑架去了台湾可如何是好，吓得匆匆地走出饭店，直到离开利雅得都没敢再去光顾这家饭店。还有一天，父亲他们住的宾馆里，同楼层不远处房间住进来三个台湾官员，父亲也躲得远远地，不敢前去聊聊天，怕人家把他带到台湾去。现在回想起来，父亲觉得当时他对世界各国的各种情况了解甚少，懊悔自己那些多余的担心，对世界是多么的无知。

在利雅得期间，亲王的儿子常会介绍他们的亲戚或下属找父亲看病，而女人来看病时个个都穿着长袍，带着面纱。但当医生需要检查时，她们还是很自然地袒露所查部位。在这个国家里，医生是很受尊重的，皇亲国戚有他（她）们自己的皇家医院，医院里的设施比我们国家先进。有一位公主来看膝关节病，父亲治疗后效果很好。为了感谢，公主邀请父亲他们到前苏丹宫游玩。其实这个苏丹宫是用黄土筑起来的城堡，四角有吊楼，比父亲在1974年到甘肃武威巡回医疗时，在当地看到的地主老财的土围子好不了多少，宫殿中的圆柱石基比我们家乡祠堂里的圆柱石基还要粗糙。

不久后，亲王去了伦敦，父亲和翻译也随行，住在伦敦荷兰公园街，街道两边的三层楼房都是亲王在伦敦的公寓。亲王在一栋楼房的二楼住，父亲和翻译住在三楼。每层楼房中都有客厅、餐厅、厨房、卧室，一应俱全。每天上午9点左右父亲为亲王治病，一看完病这一整天他们都自由了。翻译看到这里有厨房，对父亲说："出国这么多天，到哪里你都吃不惯国外的口味，你可以向亲王提出来，我们如果自己起火，既可口又能省点钱带回国。"第二天，父亲给亲王看完病后就对亲王说出了他们的想法，亲王用商量的口吻答道："你们想自己做饭吃可以，我每天给你们俩人十英镑的伙食费行吗？"翻译马上接口说："段主任在家吃得是很好的。"亲王听后笑着答道："那给你们十五英镑一天吧。"成交，父亲和翻译俩人非常高兴，离开亲王卧室，他们就直奔附近的超市和唐人街，对各种食品、蔬菜进行价格调查。他们发现当地的鸡蛋、鸡翅膀、胡萝卜、花生米、牛奶、上海出口的保鲜蔬菜罐头都比较便宜。两个人边看边计划着早餐吃什么，中午和晚上吃什么。父亲微笑地回忆着，他们为了能节省开支，多赚一点外币带回家,两个人配合得非常默契,自己动手做饭吃。早餐是我父亲负责,每天父亲晨起六点钟去大街的人行道上跑步、练达摩洗髓易筋经功,锻炼身体回来后做早餐。在家里从来不下厨的父亲,每天负责煎荷包鸡蛋、油炸花生米、热牛奶、煮大米稀粥,这些厨艺是父亲会做的。由于父亲不会炒菜、做汤,还因为翻译晚上11点钟前睡不着,早上也起不来,中午和晚上的饭菜就都是翻译代劳,由他来调配了。父亲说翻译的厨艺很不错,做出饭菜的味道很适合父亲的口味。此后,他们经常到唐人街或超市采购蔬菜、食品,都是挑选最便宜的,每天只需花一个英镑就行,节省下不少钱,而且各种营养素如蛋白质、脂肪、淀粉、维生素……样样都有,吃得也还挺有营养的,健康也有保证。

在伦敦的日子里,父亲除了为亲王治疗腰病外,剩下的时间都是自己的,可以出去玩一玩。但考虑到坐地铁要花半个或一个英镑,实在舍不得,闲暇时间他们就徒步在大街上走走,观光和游览市容,从不到远处去玩。亲王有时会带他们出去玩一玩,如海德公园,这个公园很大,比我国的颐和园大很多。那天他们在公园里走着走着看见前面围着一群人,中间的五梯登上站着一个人正在激动地演讲。

亲王的英文翻译告诉父亲:"这是在野党的人正在演说,指责政府这不是、那不对,大骂首相撒切尔夫人呢。"奇怪的是警察就在旁边走着,没有任何的干涉和阻止行为。原来在英国的国法中规定,任何人是不可以骂女王的,而对其他人不限制,包括首相。

亲王还带父亲和翻译参观了蜡像馆,里面陈列了毛泽东、罗斯福、丘吉尔、斯大林等领袖人物,也有著名艺术家如卓别林滑稽大师等。

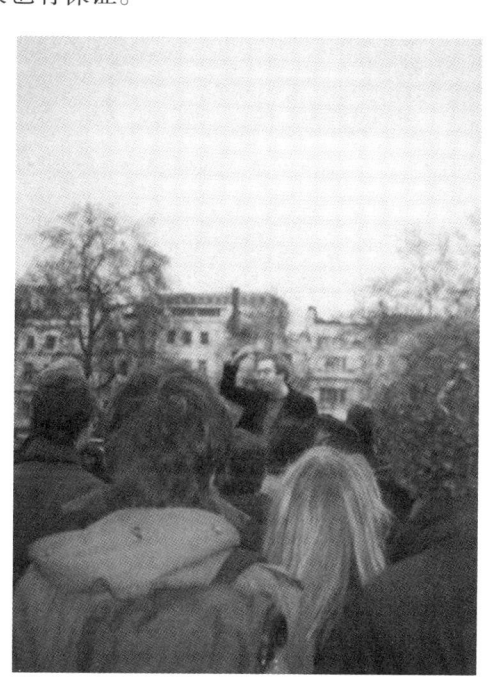

图7-9 海德公园里一个人正在激动地演讲

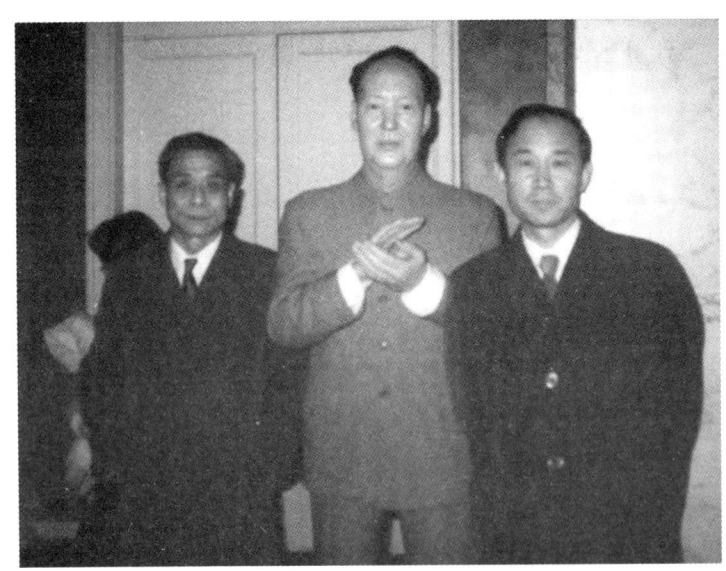

图 7-10　段胜如与翻译在蜡像馆与毛主席蜡像合影

蜡像馆的参观票价每张是五英镑，这个价位让每天治疗费的报酬按卫生部标准只有一美元，在贸促会的力争下才同意给每月一百美元报酬的父亲惊叹不已，如果不是亲王请客，父亲他们是绝对舍不得花这个钱的。

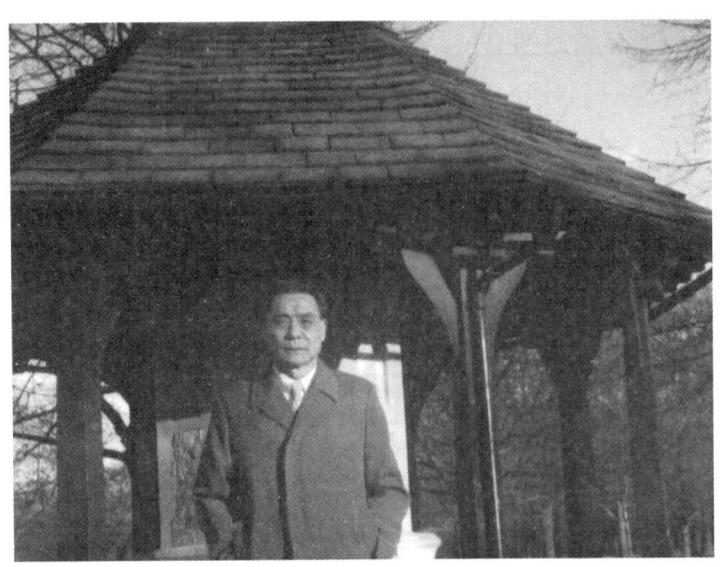

图 7-11　段胜如在英国海德公园草亭的留影

当驻伦敦的中国大使馆官员们知道父亲来英国后,他们也时常会前来请父亲为他们看病。无巧不成书,在伦敦父亲见到了陈小鲁副武官,他是陈毅元帅的三儿子,粟裕大将的女婿,父亲在国内给粟裕将军出诊时就认识,还在一起吃过饭。他们接父亲到大使馆里治疗病痛,治疗结束后,陈武官就送父亲回到亲王的公馆。此后陈武官夫妇两人时不时在晚上,都会来亲王公馆看望父亲,顺便给北京家里打个国际长途电话等,因为这里的电话费是由亲王来支付的,可以节省自己的开销嘛。

为了回报父亲,陈小鲁夫妇他们有空闲时间就会开车拉着父亲和翻译到伦敦的名胜古迹游玩或参观,他们一起浏览了泰晤士河上那座百年大吊桥及河水入海口的拦洪坝,这个大坝可以防止海水倒灌。

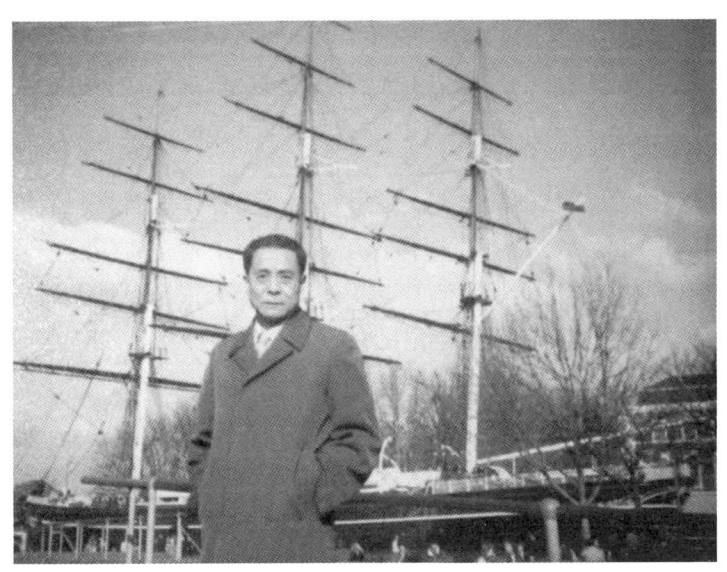

图7-12　段胜如在伦敦泰晤士河古船前留影

他们还带着父亲去公园里看节目,目睹了公园里复活节的游行,那里布置的花车、花灯与国内的元宵节很相似。父亲还亲身体验了一些游乐项目,原则上不花钱的就参与,花钱的都舍不得,总想多赚些钱带回家。

还有唐人街上舞龙舞狮的表演,走在唐人街上的感觉如同身在国内,那路当中的牌坊、店门前的招牌、售货员的装束、买的货品等等,与国内是一模一样。父亲走进一家中药店,看见玻璃瓶内装的当归片又大又干净,比起广安门医院药房里的当归片质量好多了。忽然,在唐人街的一家小吃摊上,父亲看到了他小时候在家乡就很喜爱吃的大米面发糕。在他的

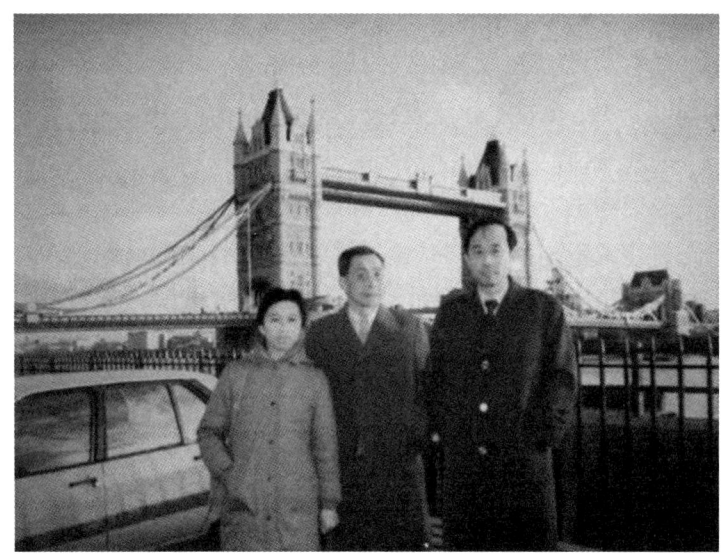

图 7-13　段胜如（中）在泰晤士河大吊桥的留影

记忆中，这种米面发糕的制作方法是用一个小瓷杯，里面装上米粉浆蒸熟了，发糕的中间会出现一个不大不小的洞，吃起来很是筋斗的。父亲已经几十年没有吃过这种小吃了，他一下就买了三十个，作为每天的早餐。真想不到居然在英国能够吃到童年记忆中的美食啊！后来在1987年时，父亲到香港讲学期间，满心想在那里也能遇到这种大米发糕来解馋，但是很失望没有找到，现在想起这个小吃还会馋得直咽口水呢。

到了周末，没有什么事情父亲就去逛跳蚤市场，看见一些挺新的旧床罩，样式、花色都很好看，父亲就挑选了几个。到了服装摊位上，父亲试穿了几件夹大衣，很合身的也买下了。回到住处，父亲把这些旧品用消毒水浸泡在浴盆里处理后收拾好。回国后，父亲给了我一个淡粉色的压花床罩，当时在国内绝大多数的家庭里都没有见过床上还铺床罩的，当我把这个床罩铺上后，所有到我家的朋友们都问我这是在哪里买的？我很得意地告诉他们这是父亲从英国给我带回来的。而父亲穿着那件夹大衣走在王府井大街上时，常有人跟在他后面要求买外汇，可见这些款式的饰品和服装在当时体现出了不同的风格与时尚。

三个月的期限到了，亲王要求父亲留下来再给他治疗一个月，父亲告诉他自己不能做主，亲王就向国家贸促会主任提出请求延长一个月，得到国家的批准。这期间亲王的儿子也来到伦敦，住在对面的那栋楼里。因为他在利雅得时经常介绍病人请父亲治疗，为了表示感谢，他们夫妻二人请父亲到唐人街吃中餐，餐后只见店里的服务员拿着一张很漂亮的纸条走到亲王儿子身边并交到他的手里，他接过笔在纸条的下面像画符似的签了字，他们就离开了餐馆。这种情景让父亲在心中暗想，一个沙特人，在英国伦敦的饭店里，吃完饭只需签个名就可以结账，这在我们国内还没有见过呢，真有他的啊。

有一次亲王要去西班牙、希腊等四个国家的旅游城市进行商谈，要带父亲前往，让父亲到中国驻英国大使馆去办理护照，大使馆官员说："你是国内同意去沙特的，如果要去这些国家需要回国内批准后，我们才能给你办理护照。"亲王得知很无奈，对父亲说："这里不像在利雅得，那里没有中国的使馆，我就可以为你办理赴英国的护照，而在伦敦有你们中国的大使馆，沙特使馆是不能给你办理护照的。这样就不能带你同去了，我一个星期就回来。"由于当时的国情和制度，给父亲留下了终身的遗憾，这免费的四国游泡汤了，真是太可惜了。

亲王不在期间，亲王的老家人（奴仆）也前来找父亲求治，是腰痛病。父亲为他治疗三次就大见成效，他高兴极了，主动提出要为父亲与北京家里通电话联系。当时父亲还真的不知道在伦敦如何向北京家里打电话，就很高兴地把家里电话号码告诉了他。他去了半天，回来对父亲说："给你家里打电话，要从北京的电信局转到你们医院的总机，再转到你们家里，我打了半天也没有打通。我说的话你不要生气，你们北京的电话还是50年代的，我还以为和台湾一样呢，一拨就通。"由此父亲才知道那时中国的电信远远落后于外国。

很快四个月的治疗期限也满了，在快要离开伦敦前，父亲以为美元最值钱，便把手头的英镑换成了美元，为此而损失了一大笔汇费，其实在银行里英镑比美元的利息还高，后来的贬值也少，只怪父亲在1982年时就没见过什么美元、英镑，哪里还知道世界的经济形式呢，真有点后悔莫及的感觉。父亲他们离开伦敦回到祖国后，按照出国人员的规定，将每月一千美元的工资和亲王送给他的世界名表一起上交给中医研究院广安门医院的领导。靠着省吃俭用积攒下来的伙食费和国内发给他的酬金，总共得到三千美元吧，真可谓美差一趟啊，这在80年代初按胡耀邦总书记的说法，父亲已经是当时的万元户了。

香港之行

由于原广安门医院的党委书记修成娟同志调到深圳市,任该市卫生局局长,因此北京广安门医院的痔瘘科和深圳市中医医院的痔瘘科就开始了相互间的学术交流活动。广安门医院痔瘘科主任史兆岐教授带着治疗小组(其中有我弟妹张春燕)一行人来到深圳,将他研发的消痔灵注射液治疗内痔的方法传授到该院,使当地痔瘘患者不用手术开刀,医生只对内痔进行消痔灵液注射就可以使内痔萎缩而达到治愈的效果,这种痛苦小、花钱少的治疗方法让病人非常愿意接受。俗话说:十人九痔,病源多啊,在这里治愈了的患者一传十、十传百,中医院痔瘘科来就医的病人大幅增加,甚至连港澳地区的病人也前来求治,使深圳市中医院名声大振。

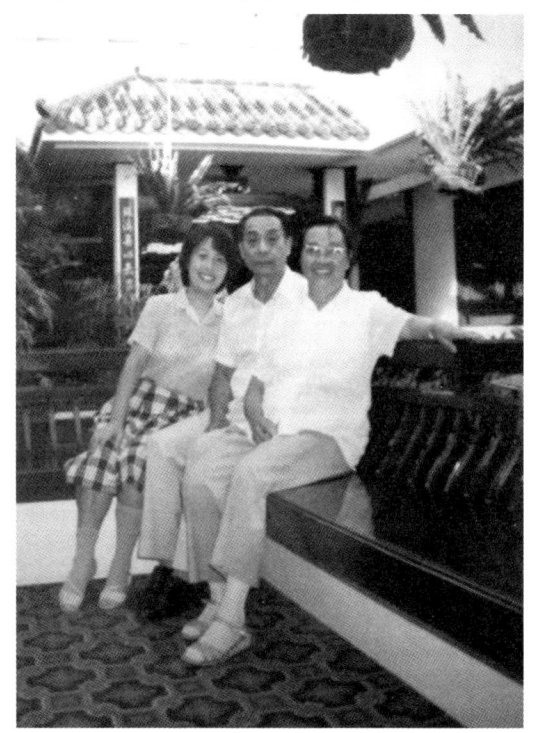

图 7-14 段胜如与妻子吴淑蓉在深圳与弟妹春燕(左)的合影

1987年初秋,深圳市中医医院又邀请广安门医院中医正骨科前去进行学术交流,父亲应邀偕母亲去该院交流中医正骨手法治疗骨伤疾病经验。到了那里后一了解才知道,这家医院的正骨科实际上是个中医按摩科,不接收骨折病人,科室也没有住院病房,只有几个按摩大夫,水平也很低,与他们交流起来很吃力。但是已经来了,父亲只能亲力亲为了,他一边为病人治病,一边给那里的医生们指导,并在当地开办了中医正骨理论学习班。

有一个周六的晚上,听课的学员中有十多位来自香港的中医治脊学会的医生。下课后,他们邀请父亲去一家宾馆的房间座谈,一位医师提出:"如何治疗肩周炎?"父亲进行了详细地讲述后,这位医生要求在他身上做手法示范。又有一位医师提出:"正骨手法治疗颈椎病疗效如何?"父亲说:"颈椎病分为四型,除脊髓型外,其他三型都比较好治,只有脊髓型的要治早期的病人,晚期的治不好,当然西医手术也挽回不了压迫受损的脊髓神经。"又一位医师提出:"中医诊断的闪腰岔气是什么病?"父亲说:"这是一种急性腰扭伤,最能显现我们中医正骨手法治疗的本领,几次就可以治好。"紧接着针对"网球肘""腰椎间盘突出症""膝骨性关节炎""踝关节扭伤"等等的治疗方法,他们十几人围着父亲不停地提问,父亲一一耐心地解答,有的还做了手法示范,一直持续到深夜两点多种,父亲的感觉真好像三国演义中的诸葛亮到了东吴舌战群儒似的,最终学员们被征服了。他们请父亲吃了一点夜宵后,其中一位医师是香港治脊学会的会长,提出想聘请父亲去香港为他们讲学并指导诊所的治疗,聘期为一个月的时间,可以带师母一起前去香港,报酬每月两万元港币。父亲虽然同意去,但当时的香港还没有回归祖国呢,要想成行需要办理出境手续的。父亲告诉他们,要请他到香港来需先发邀请函给他,父亲再去申请驻香港的新华社批准才能来,内地这边不像你们香港人随时可以过罗湖桥的。

在深圳中医院按摩科交流不久,父亲就回到北京。一天父亲为广安门医院费开阳院长的弟弟看病,此人是河北邢台地区的地委书记,随着他病情的好转,与父亲也成了无话不谈的好朋友。当他得知有香港中医诊所想请父亲去讲学的事情时,主动提出帮助父亲联系他的舅舅,其在香港新华社工作,并给父亲写了一封推荐信过去,不久父亲去香港讲学的邀请被批准了。

在1987年的冬季,父母亲应邀到了香港。袁启顺大夫在自己的诊所附近租了一间民房给父母亲居住,他们购买了餐具,准备自己解决一日三餐的吃饭问题,这样不但花钱不多,还吃得挺好,又符合自己的口味。在那里,他们吃了不少美国的红苹果,还有像鸡蛋大小的李子,这些水果在北京都是吃不到的。在香港买鱼虾都是讲究买活的,水盆里游来游去的虾每斤30元港币，一旦游不动了浮在水面上的，就捞出来放在一边只卖8港币一斤，就这样快死的虾，当年在北京也是没有的。于是母亲就专门买这种虾回来做给父亲吃。

父亲每周的治疗指导工作都安排得很紧凑，香港治脊学会负责人安排他每天去一个诊所，指导那里的诊疗工作，甚至亲自治疗一些疑难病人，六天分别去六个诊所。在香港，中医诊所只可以用手法按摩、针灸、汤药等方法治疗疾病，不允许加用西药进行注射治疗。例如肩周炎的病人，疼痛严重得晚上睡不着觉时，父亲在中医手法治疗之前，用50%的葡萄糖加2%利多卡因混合成低度麻醉注射液，注入肩关节腔，以减轻患者病痛，再进行局部手法按摩，效果非常好。可在香港，这种治疗方法是禁止采用的，属于不合法的。又如对骨折病人的治疗可以用手法整复、夹板固定，但如果整复不成功时，是不允许中医诊所通过手术进行骨折复位的。中医在这里是受到歧视的，因为当时香港还是在英国人的统治下。

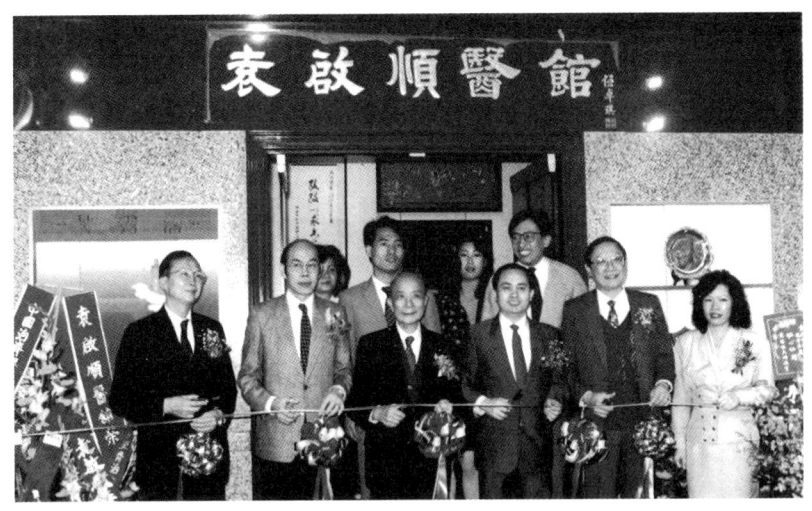

图7-15 袁启顺医馆的剪彩仪式

左三为段胜如　右三为袁启顺医师

治脊学会会长陈忠良大夫的诊所位于皇后大道，病人大多是商界较有钱的人士，来这里看病的患者每人每次治疗收费为100港币。而袁启顺大夫的诊所开在湾仔街，病人多是海上打鱼的渔民，到这里就医的病人每人每次收费只有50港币，因父亲是来自北京的专家，最多也只能收到80港币。如此因地域不同、病人层次不同而收费标准不一样的现象，在北京是见不到的。那时在北京不论哪家医院，任何一位专家，挂号费一律只收5分钱，内地的公费医疗体系与香港的自费医疗制度是完全不同的。

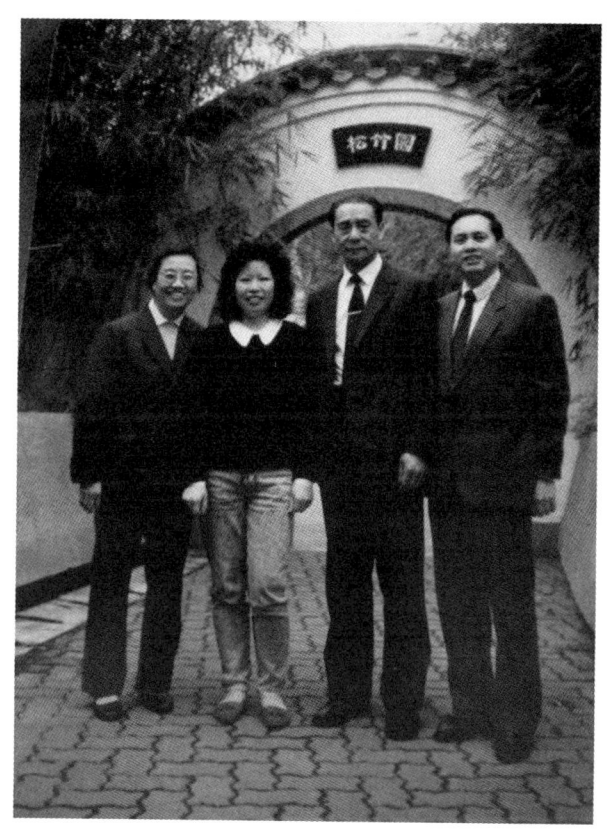

图7-16　袁启顺医生夫妇陪同段胜如夫妇在胡文虎公园游玩

　　白天在诊所忙完了，每天晚上7点30分开始，父亲在学会的小会议室里还要为他们讲中医正骨理论课，一直到晚上9点钟才能结束，真的很是辛苦。但为了将中医正骨按摩传承下去，父亲乐此不疲。因父亲有胃溃疡大出血的病史，为了照顾好他的饮食起居，一般外出都有母亲陪同一起前往。每到一地，父亲按会议安排去参加学术交流会或举办讲座，而母亲在临时下榻的住所里像在家里一样，细心地照料着父亲的起居和饮食。每天早晨母亲到附近的菜市场或超市里去买一些父亲爱吃的食物，回来后就精心地加工细作，等到下班时分，父亲回到驻地，就像回到家里一样，能够吃上可口的饭菜。母亲则天天为他调剂饮食，照顾好父亲是她的第一大任务。

　　每到星期日，陈大夫或袁医生就会请父母亲去香港的名胜古迹游玩，到海洋公园看海豚跳圈表演、去胡文虎私人公园浏览（万金油盒盖上的头像就是他），到山顶高地品尝糯米鸡、去海滨排挡吃手抓虾、游大屿山，那时还未建造大佛，或逛一逛繁华的商场、超市。

香港新华社的同志也顺便请父亲为他们看病，有时会留父亲吃饭，让父亲记忆犹新的是油焖大虾，虽然在北京也吃过这道菜，却没有这里做得味道鲜美。

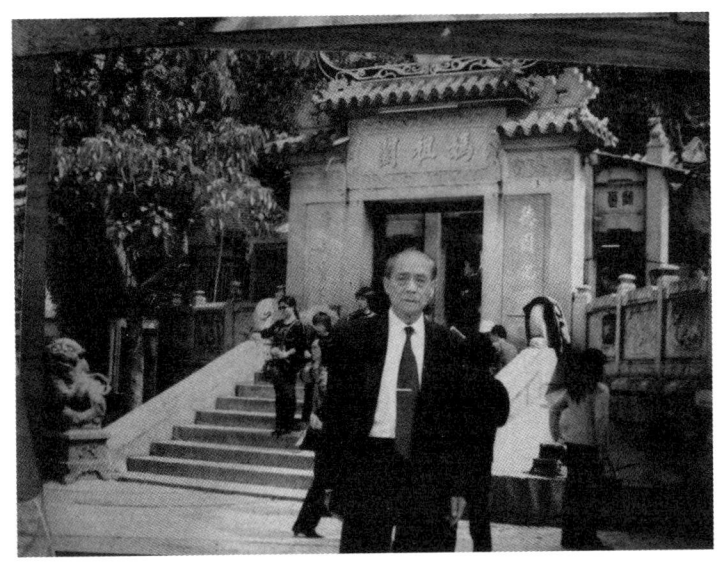

图7-17　段胜如在澳门的留影

一个月的期限很快就到了，治脊学会要求父亲延期一个月，得到新华社的批准，这样父母亲在香港共待了两个月之久。母亲在闲暇之时，到商场里去转了一转，看到香港的黄金首饰工艺很漂亮，在北京是买不到的，因为在1987年时内地黄金是不能买卖的。母亲说："媳妇、女儿都一样，要送谁都有一份儿。"便在老字号的"景福金店"给我和嫂子、弟妹每人挑选了一条金项链、一枚金戒指，连孙女、外孙女也有一份，给她自己也买了一些喜欢的手镯、戒指、项链等饰品。在那个年代的内地，走在大街上还看不到有什么人戴金项链、金戒指的，但我们已经拥有，是来自于父母亲的疼爱和关怀，我们与其他人家的孩子相比有多么的幸福啊。每当我打开自己的首饰盒，看到这些饰品时心里都有种暖暖的感觉。

父亲在医术上的言传身教，给香港的同人们很大帮助，他对技术精益求精的态度感染了这些同行们，父母也与他们结成了好友。

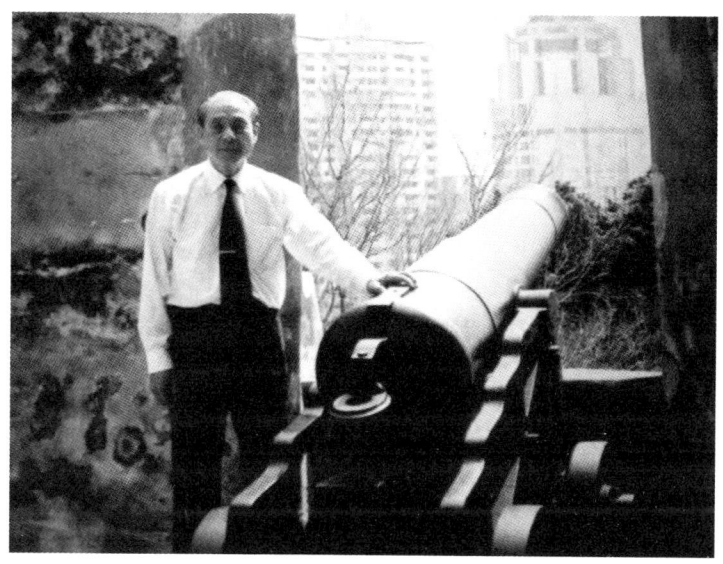

图 7-18 段胜如在澳门炮台上的留影

由于获得好评,在 1989 年,香港骨伤科学会再次邀请父亲前去香港指导治疗与讲学,直到今天他们依然保持着很好的联系。

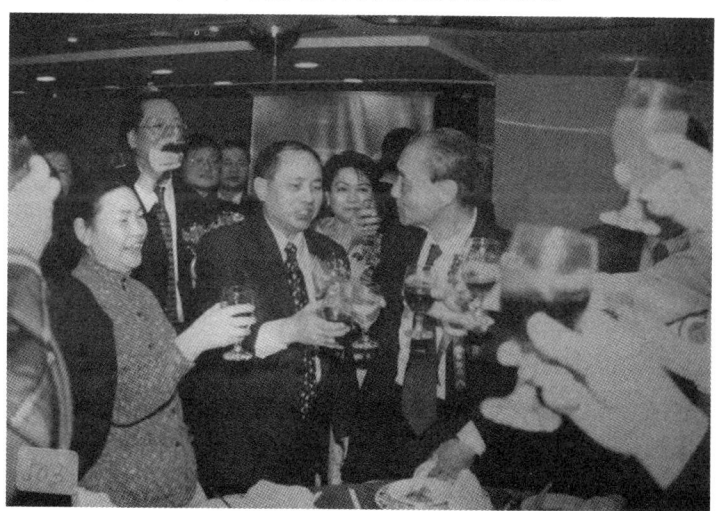

图 7-19 在香港学术交流宴会上的合影

右一为段胜如 右二为袁启顺

第八章

牢记周总理遗训

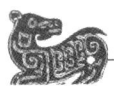

"作为医生,我给周总理看过病,也受到过江泽民主席的接见,我对自己这一生的工作感到挺满意。"父亲说。但有一件事始终无法让他释怀,那就是中医正骨手法的传承,他担忧这种手法治疗的中医医术可能会失传。"中医正骨手法,是祖国医学精华的一部分,是中医特长之一。目前核磁共振也不能诊断软组织陈旧性损伤或粘连,但不等于就没有这些病。"父亲说,"我们中医是用手法治疗的,查得清,摸得准,治得好。虽然手法治疗既辛苦又累,赚钱少一点,但是我们这辈人受毛主席、周总理的委托,肩负着发扬和继承祖国医学的历史使命,绝不能丢掉和抛弃中医的推拿按摩的特长和精华,这也是履行老一辈革命家的遗训!"

传授医术,心底无私

20世纪70年代"文化大革命"中期,中医研究院被军管会接管了,派来的解放军干部主持医院的各项工作。当时军管会的主任李之升同志患了膝关节骨性关节炎,去北京西医医院看病,大夫说需要手术治疗,并说可能会留下跛行的后遗症(当时还没有膝关节置换术)。他听后很害怕,担心自己的军旅生涯因手术后不能继续留在部队工作了,这是他最不能接受的。为此他抱着一丝希望到中医医院来试一试,看中医的正骨手法治疗是否能治好自己的这条腿。于是他来到广安门医院骨科就诊，在骨科门诊接受了父亲的正骨按摩治疗，经过两个月的手法治疗，他的腿就基本痊愈。他非常高兴，同时认识到中医正骨治疗方法很好，在门诊治疗期间他又亲眼看到骨科门诊来就医的患者很多，老百姓打心眼里认可。他认为中医骨科应该大力发扬，于是他便从1972年毕业的护训班里抽调了五名学生（四男一女），安排到广安门医院骨科来工作和学习，他们是刘志刚、刘洪旺、孙宝金、方存忠、王敏贤五位大夫。父亲同意接受，因为自从1966年"文化大革命"以来，就没有一个大学生分到医院来，这种状况还不知道何时才能结束，父亲心想：先把这五个人培养出来，对现有的骨科大夫也是一次人力的补充吧。

五个新人的到来马上显得骨科里人丁兴旺。为了让他们能尽快成为合格的中医正骨按摩医师，父亲认真地培训他们，在如何诊断病情，怎样做手法治疗，结合解剖对骨折部位如何进行牵引、整复，怎样完成患肢的夹板固定，次日如何进行复诊检查等等方面，不仅理论讲解，还亲自实操带教。父亲还与放射科主任联系好，每天把当日有关骨科的X光片子都提出来单放一边，全科人员第二天早上七点半就都到科里来上班，阅读各种骨折的片子，以提高医师们的读片能力，也便于父亲了解骨折整复的情况。

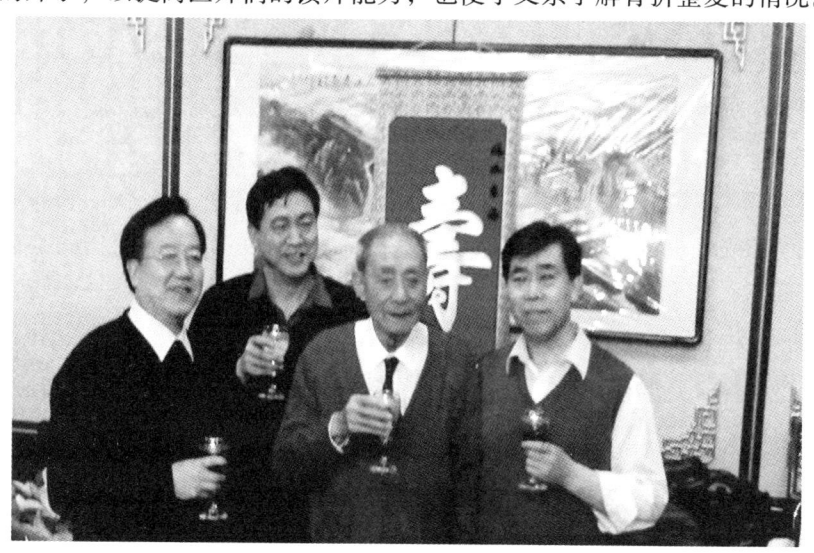

图 8-1　段胜如九十寿宴上与他的三位学生合影

从左至右分别为孙宝金、刘志刚、段胜如、刘洪旺

当他们五人有了一定的临床经验后,又带着他们去宣武医院外科门诊,父亲亲自上手术台,手把手地教他们做脓肿切开术、粉瘤切除术、包皮环切术……让他们进一步了解和熟悉严格的消毒程序和无菌缝合技术的操作。在他们的专业技术更加成熟的基础上,父亲认为他们不会被西医化了,便将他们逐一送到西医医院去进修学习。刘洪旺大夫被送到协和医院骨科进修一年,送孙宝金大夫去北医第一附属医院骨科、送刘志刚大夫去人民医院骨科、送方存忠大夫去北医三院骨科各进修一年。通过这番的打造,他们五位都成为中西医骨科界有所作为的医师了。这五个人都很能干,也很努力,在科里每个人都是一员干将,但遗憾的是他们当中没有一个人争取到科主任的位置,没能把中医正骨手法承前启后地传承下去。至今留下的只有三位医生,就是刘志刚、刘洪旺、孙宝金。如今他们都是副主任级的医师,是广安门医院骨科的中坚力量。离开的两人其中一位叫方存忠,在医院派他去西班牙出国医疗队工作时,因没有按时归国而被医院除名了。另一位女医生王敏贤,在广安门医院骨科干了一段时间后,调到中医研究院的骨伤科研究所去工作了,后来又去了美国。

投稿内参

2005年的一天,一位光明日报社的资深记者来到广安门医院骨科就诊,父亲为他做了检查,看到右膝关节外表微肿,大、小腿部肌肉呈现轻度萎缩,触诊检查其髌骨的上、下、左、右部位均有压痛,膝关节内、外侧副韧带、膝内侧半腱半膜肌止点、膝外侧股二头肌止点、腘窝和髌韧带两侧的膝眼处也都有压痛,父亲认为这是一种较重的软组织挫伤的临床表现。询问病史了解到,患者多日前骑着自行车在路上行驶,被一个骑自行车的青年因速度太快从后面撞倒,致右膝关节损伤。当即送到一家著名的西医医院诊疗,经X光拍片检查没有骨折,医生开了点药就回去了。可右膝关节的肿痛症状迟迟不见好转,后经这家医院用各种理疗、服药等治疗,但右膝行走微跛和疼痛久不见效。这才想到来中医医院治治看。

检查结束后父亲开始为他治疗,首先对右膝各部位的压痛点进行按摩,每点200下,大、小腿部的肌肉处也各按摩200下。然后父亲把患腿的踝关节部位夹在自己的右腋下,两手紧握住患肢小腿上部,自己上身后仰,用力牵引患肢,以便能拉大膝关节间隙,缓解受伤后肌肉的痉挛症状。治疗结束后，患者起来下地行走，感觉膝关节疼痛有所减轻，步态也利索一些。接着，父亲指导他配合锻炼的方法，嘱咐其每晚睡下和次日起床前，平躺在床上，将患肢的膝关节伸直，踝关节尽量背伸，向上抬腿达到力所能及的高度，然后向下放腿到床上为止是一次运动要求，开始锻炼可以反复做7~8次，以后逐渐增加到50次，根据自己身体的情况，以不累为原则，坚持锻炼到膝关节痊愈为止。

此后，父亲每周为他治疗两次，六周后，患者虽然上下楼、下蹲及行走时疼痛均逐渐有所好转，但仍感觉没有彻底解决问题。一次在治疗做牵引患肢的过程中，他的右膝部突然发出"咯咚"一声，父亲和患者都听到了，同时还感到整条腿不自主地弹动了一下，父亲告诉患者，这是被撞倒受伤时发生的膝关节错位的复位表现。对于这种膝关节的错位与腰椎上下突小关节错位的诊断，在西医是不认可的，可临床上的确存在这种错位症状，这也是中医在实践中得出的宝贵经验之一。这次治疗后，患者右膝关节的感觉明显好转，在接下来的第二次治疗牵引中膝关节内又发生了轻微的响声，但没有腿的弹动，以后的治疗牵引中再也没有发出响声了，不久患者的腿病痊愈了。

这位资深记者就自己受伤以来，亲身经历了西医骨科与中医骨科不同的治疗过程，深深体会到中医正骨按摩治疗的好处，可是在我国各大医院里采用这种中医手法治疗的科室太少了，为了弘扬中医正骨按摩治疗技术，他向父亲提出请求，让父亲写一篇关于这方面的文章，他可以将文稿投入内参，以引起中医药管理局和中医界领导的关注与重视。

记者的想法正中父亲的下怀，父亲提笔就写了一篇《中医正骨按摩推拿面临失传危险》的文章。全文如下：

"祖国医学是一个伟大的宝库，中医正骨按摩推拿传统疗法是祖国医学的重要组成部分，因其具有简、便、验、廉、疗程短、疗效高、病人痛苦少、经济负担轻等优越性，为广大患者所乐于接受。

"我是1955年响应党的号召第一期调来北京的西医。曾系统学习中医理论，参加抢救高龄老中医宝贵临床经验，并拜四川成都正骨名中医杜自明（当时他是周总理保健大夫）为师，迄今从事中医、科教研工作50年，对祖国医学深有感情。

"中医和西医是两种不同的学术体系，中医正骨按摩推拿是中医理论指导下的一种传统疗法。远在《黄帝内经》中就有按蹻的记载，唐朝有蔺道人写的《正骨专著》，清代由皇家修撰出版的《医宗金鉴》著有"正骨心法"，民间老中医手中也蕴藏着大量正骨推拿按摩的宝贵临床经验。我后来还向天津的李墨霖、上海的魏指薪、石筱山、福建的林如高、北京双桥老太太罗有名等正骨老中医学习过。他们治疗骨折先用手法整复，再用夹板固定。对软组织损伤，如颈椎病、腰椎间盘突出症、膝关节老年骨性关节炎等，均用手法按摩推拿。由于没有在原来的病情上再增加手术创伤，恢复快、疗效好。'中医正骨按摩推拿'的独到疗效绝不是现代各种先进仪器或手术所能代替的。

"令我深感忧虑的是'中医手法正骨按摩推拿'这一传统疗法正面临失传的危险。在市场经济大潮的涌动下，一些中医院的领导只注重经济效益，忽略发扬祖国医学的历史使命，很多医生只考虑创收，不愿运用疗效好、花钱少的中医正骨按摩推拿疗法为病人治疗。例如颈椎病，中医按摩推拿治疗一次只许收费25元。以一周三次计算，一个月治疗十二次，费用只有300元；就算病情较重，在门诊连续治两个月也只有600元，而手术治疗收费1466元，还不包括住院费和药费。腰椎间盘突出症，中医推拿治疗一次也只能收费25元，若手术治疗要1279元，住院费和药费也是一笔不小的开支。

"由于中医正骨按摩推拿收费过低，许多本会应用手法正骨按摩推拿的中医，改用手术治疗或内服药治疗。而以上所举的两种病是物理压迫性疾病非内服药所能解决。而且，这类脊柱手术必须凿开椎体的骨环才能摘除髓核，创伤较重，常留后遗症。这种收费政策也使一些中医大学毕业生的青年中医不愿学习传统的中医正骨按摩推拿，而热衷于手术，导致中医正骨按摩推拿疗法后继乏人。

"因此我呼吁拯救祖国医学精华——中医正骨按摩推拿，尽快建立鼓励应用手法接骨及对软组织疾病采用按摩推拿疗法的机制。要制定有利于继承发扬中医正骨按摩推拿疗法的收费政策。中医药高等院校应广招人才，聘请有中医传统正骨按摩推拿专长的人为老师，传授理论与技艺，培养具有中医特色的骨科医师。医院也应聘请有真才实学的中医骨科退休人员，临床带徒传艺。对肯于钻研、学有所长、临床治疗水平高、治疗效果显著的医师，应给与相应的荣誉。"

父亲的这篇文章通过这位记者投稿于内参，在《中医正骨按摩推拿面临失传危险》的文章里将矛头直指"中医药管理局不懂中医"。不过，在正式刊登的文章里还是将"中医药管理局领导"改成了"中医院领导"。

父亲一向是一个敢言的人，他说自己当时还游说一些中医学者共同签名上书，但是，最后签名的只有他一个人，父亲调侃地说："其他人都怕丢了乌纱帽。"

内参送到中央后，又辗转到了中医药管理局负责人手里。管理局组织了一些相关人员对父亲的这篇文章进行了讨论，讨论结束后，管理局才通知父亲，并希望他多提点建议。这让父亲感到很是气愤，他说"那些领导说的都是些冠冕堂皇的话，为什么不让我这个作者参加讨论，我就希望能够实事求是地讲话。"

父亲的九十寿诞

2011年2月23日，中国中医科学院广安门医院骨科全体同仁祝贺父亲九十大寿，并在北京著名的"丰泽园"饭店安排了晚宴。父亲为表达自己的感激之情，给科里每一位到会者送上一本签了名的《段胜如正骨按摩经验》的著作。

晚宴上父亲应邀发言，九十高龄的老爸一直站着，深情地讲述了中医研究院的成立，建院以来骨科的发展历程。父亲动情地讲述道："1955年12月，国家在广安门成立了中医研究院，在一进院门的办公楼前悬挂了一条大红色的巨型横幅，上面写着，'发扬祖国医药遗产，为社会主义建设服务'，这是周恩来总理的亲笔题词。时任中医研究院的第一任院长叫鲁之俊，他是1937年抗日战争全面爆发时，便从广西带着一个医院投奔延安，参加革命的老干部。1956年底我从该院中医外科调到中医正骨科，向杜自明老中医学习中医正骨疗法……1957年夏，张涛大夫调来骨科。他是西安医学院1955年毕业，又在中医研究院西学中学习班里学习两年后分配来的。还有一个叫王琦钧的，是党委书记王法武的女儿，高中毕业生，在骨科学习了一段时间后被调到解放军原总后勤部门诊部去工作了。

1959年有一个叫周世芳的大夫，从沈阳医科大学分配到我们骨科，一直在骨科干到退休，后来病死在广安门医院。还有一个叫孙杰的女大夫是干部进修，后被调到骨科的，她是河北医科大学毕业的，此人在"文化大革命"当中是革命造反派的头头，犯了政治错误，"文革"后被国家关了五年，刑满后提出不到骨科工作，被安排到按摩科工作，以后随夫调到深圳去了。

60年代后,中医研究院党委根据下属几家医院的业务特点,将广安门医院办成有外科特色的中西医结合的医院,把西苑中医院办成有内科特色的中西医结合的医院,并将两个医院的同科人员进行调配,这样在西苑医院骨科的李祖谟、葛国梁大夫被调到广安门医院的骨科来了。

李祖谟大夫1955年毕业于青岛医学院,在中医研究院西学中学习班学习了两年,又向江苏苏州一个著名的骨科老中医葛云彬学习,后调到广安门医院骨科工作一直到退休,后来病逝在广安门医院。

葛国梁大夫是葛云彬老大夫的儿子,父教子,得到葛老的亲传,属于中医学徒,他在广安门医院干了一段时间后调到骨伤研究所去了,该所隶属于中医研究院领导下的一个单位,中医研究院又办了针灸正骨学院,葛大夫又调去了那里,后被并入北京中医学院,葛国梁大夫也就留在中医研究院正骨研究所工作了。

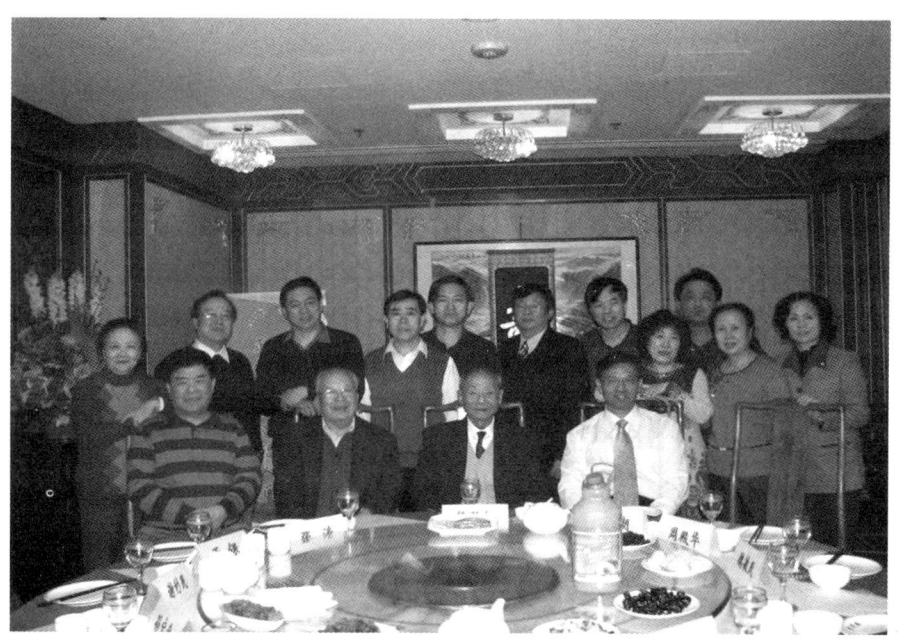

图8-2 段胜如在九十寿宴上和部分骨科医护人员的合影

前排右二为段胜如,右一为谢利民

其间,于银、卢秀玉、阎兴伟三个大夫调来骨科。卢秀玉大夫是北京著名按摩老大夫卢英华大夫的女儿,广安门医院的按摩科就是因他而成立的。卢秀玉大夫调来后骨科就开办了理疗室的工作。阎兴伟大夫是西苑医院儿科主任阎若志的儿子,在骨科学习时间不长就下放到大西北去了……

我父亲如数家珍似的,把骨科大夫们一一道来,姓名、年龄、何地何院校毕业,经过几年的西学中培训,在骨科工作多久,后来的去向或结果……与会人员对父亲的超强记忆力不时发出赞叹声,讲话时间长达近60分钟之久。

最后父亲发自内心、语重心长地对骨科同仁说:"90年代医学院校里开展教学改革,理论学习正规化了,我们骨科又来了许多新的大学毕业生,还有硕士、博士研究生,真是人才济济。这么多的宝贵人才,既学会了现代医学的理论、诊断方法,又掌握了西医的手术技巧,但是我认为,你们学会的这些知识和本领不是用来替代中医传统医学的,而是要利用现代医学科学去研究、提高、发扬祖国医学。当然,中医正骨手法治疗在有些疾病是不行的,采用西医手术治疗是完全正确的,但是用中医正骨手法能治好的病就不要用西医治疗的方法。例如:我们本院的一位老主任张大荣大夫,不慎摔伤致克雷氏骨折,到骨科就诊,我们的一位大夫用手法进行骨折整复,将骨断端整复到解剖复位,用夹板固定,2个月后她的腕关节的外观及功能完全恢复正常,像这样好的中医正骨治疗方法就可以不用西医的方法治疗了。

"从我调到广安门中医研究院来学习中医,到今天50多年的临床经验,让我深深地感觉到:中医正骨手法治疗可以补充现代医学治疗上的某些不足。例如:中医正骨手法治疗软组织损伤、中医正骨手法治疗骨关节的慢性劳损(如膝关节骨性关节炎就是这一类的疾病)、中医正骨手法治疗软组织损伤、整复某些骨折等都有很好的疗效。而这些正骨手法的优越性正是西医不能解决的问题,但却充分展示出中医骨科治疗的特长。为什么我们不用这些题目作为研究的题材,开展进一步的深入研究,将这些疗效好、创伤小、治疗费用低的正骨疗法发扬光大,争取向部级或国家的科研奖励进军呢?

"今天全科同仁为我祝贺九十寿诞,我非常感动和感谢,为了回报全科同仁们,我有两点建议:

第一点:对以下几种疾病的手法治疗可以与大家一起切磋交流:

1. 颈椎病,特别是脊髓型的,西医是要开刀治疗的;
2. 腰椎间盘突出症,准备手术的;

3. 腰椎滑脱；
4. 胸腰椎压缩性骨折；
5. 胸腰椎压缩性骨折后遗症腰痛的；
6. 膝关节骨性关节炎，西医准备用人工膝关节置换术的。

"你们可以把上述病人收入病房，利用双休的周六、周日或晚上的时间，凡是愿意参加的大夫，我们大家来会诊，我来检查病情，认为能用手法治好的病人，我治给大家看，治好了，你们大家学习，治不好，你们可以骂我段胜如是光说不练的假把式。

"第二点：是练功。这是我们骨科的祖师爷杜自明老先生教习的少林寺的一种"达摩洗髓易筋经"。我的实践证明练习此功能够强身健体。

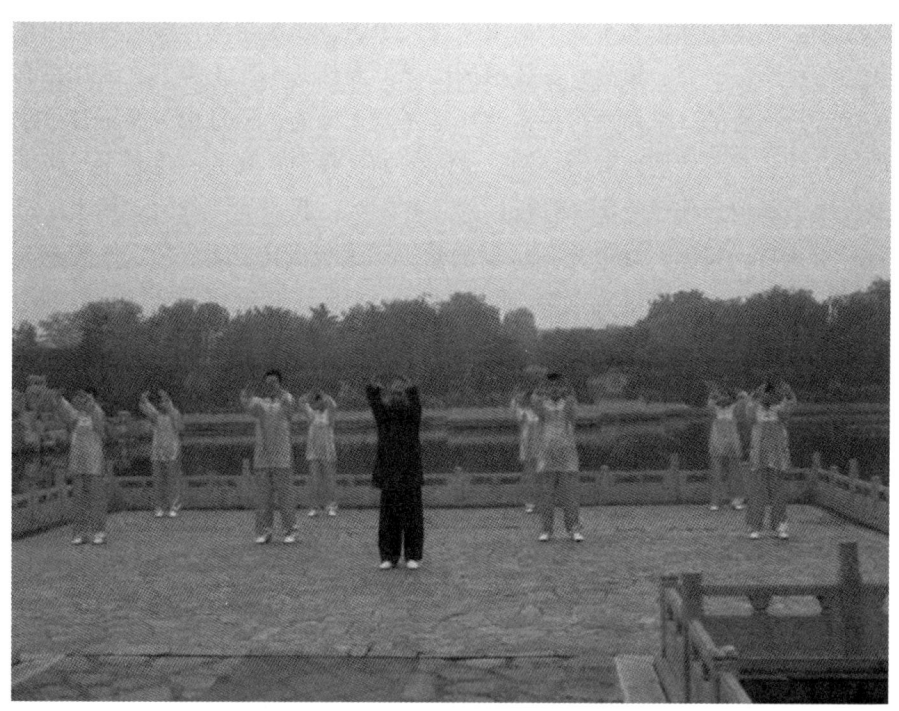

图 8-3　段胜如带领骨科医护人员在录制练功片

"大家看我已经九十岁的人了，既没有糖尿病，也没有严重的心脑血管疾病，我认为这与自己长期坚持锻炼达摩洗髓易筋经是分不开的。在座的各位的确都很忙，但是我认为越忙越要锻炼身体，否则有些人就会被忙、累拖垮，出现未老先衰的症状。凡是愿意学习达摩洗髓易筋经的人，我来教你们。同样利用双休日周六、日或晚上的时间教大家。有一个星期的时间大家就可以学会,学会后就靠大家自己练习了,在练习的过程中有什么问题,我们可以聚在一起互相交流。俗话说:师傅领进门,学习在个人。能否长期坚持锻炼,就看你们个人的坚强意志了。假如科里愿意与我交流上述两点,我愿意豁出老命与大家交流,为大家服务。

"我希望全科大夫牢记周恩来总理对中医研究院成立时的题词,'发扬祖国传统医学,为社会主义建设服务'。"

听着父亲的讲话,我感觉到了他老人家对祖国医学的一片忠爱之心,对中医正骨事业的执着之情,我被深深地感动,情不自禁流下了敬爱他老人家的热泪。对于90岁高龄的老爸来说,没有什么事情比传承和发扬祖国医学更重要。

就在寿宴不久后,骨科谢主任就组织安排了科里医护人员向父亲学习达摩洗髓易筋经,为了保住这份珍贵的健身功,他们不仅自己学习,还请中央电视台的有关人员进行了录像片的制作,父亲为了配合制片,在饥饿与寒冷的刺激下坚持了三个多小时,不幸头晕病复发,好在片子基本录制完成,而父亲却因此而住进了医院。

老骥伏枥,奉献爱心

1981年60岁的父亲,按照国家的离退人员政策本该退下来,但因为十年的"文化大革命",造成医院没有分配来医学院校大学毕业生,人才短缺接不上班,院领导请父亲继续做好骨科的学术带头人,要求他将新人扶上马再送一程。

遵照院领导的安排,父亲继续担任骨科主任的工作,他带领全科医护人员更加深入研究中医正骨手法对各种筋骨损伤疾病的治疗。为了进一步的体现中医治疗的特点,父亲对前来就医的患者,尤其遇到西医要求手术治疗而本人不愿意接受的病人前来就诊时,父亲会非常重视,因为这种病人的治疗会产生中医与西医治疗结果的对比,也是一个活的宣传口碑。对前来就诊的每一位患者父亲要亲自进行详细的检查,有时候还要翻阅相关书籍,从解剖学角度深入分析伤病原因,再根据其病情及正骨手法特点去精心地进行治疗,分别采取每周2次或3次、甚至一周6次的治疗方法予以手法施治。对没有公费医疗的患者,为了给患者治好病,父亲甚至用科研经费为他们报销。

在长期观察下,父亲发现脊髓型颈椎病在早、中期阶段手法治疗的效果很好，但晚期脊髓型颈椎病因神经已经发生变性，治疗效果不好。同时观察到即便是采取手术治疗后效果也不理想。

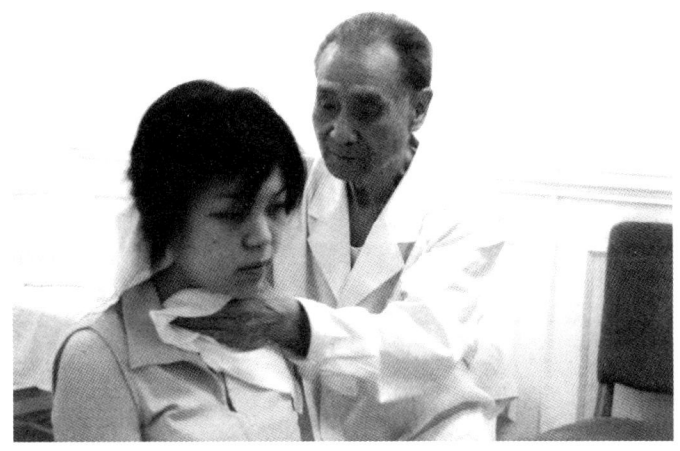

图8-4　段胜如在为颈椎病患者治疗

对腰椎间盘突出症的手法治疗效果也很好，腰椎滑脱病，百分之百的可以用手法治好。

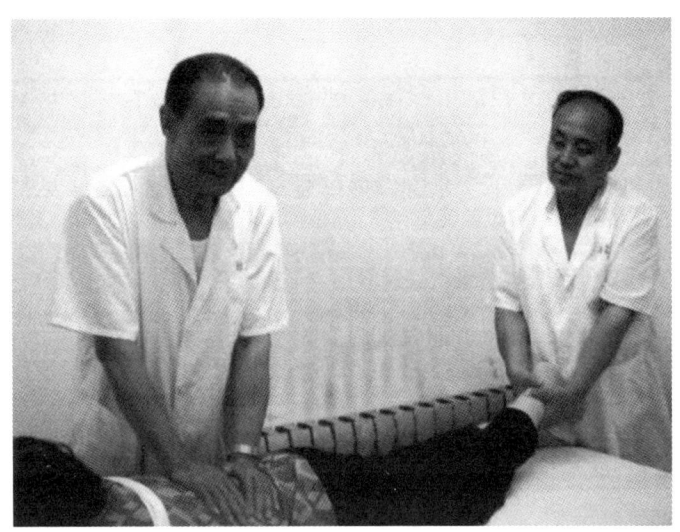

图8-5　段胜如在为腰椎间盘突出患者进行治疗

膝关节骨性关节炎西医要求病人进行人工膝关节置换术，用中医正骨手法治疗效果也不错。父亲很反感当时的一些社会不良现象，如有的医院骨科大夫为了提高自己手术技能，或为了捞取经济实惠，对膝关节骨性关节炎患者是否需要做膝关节置换术的手术标准掌握的不严格，给患者增加不必要的精神压力、机体痛苦和经济负担。

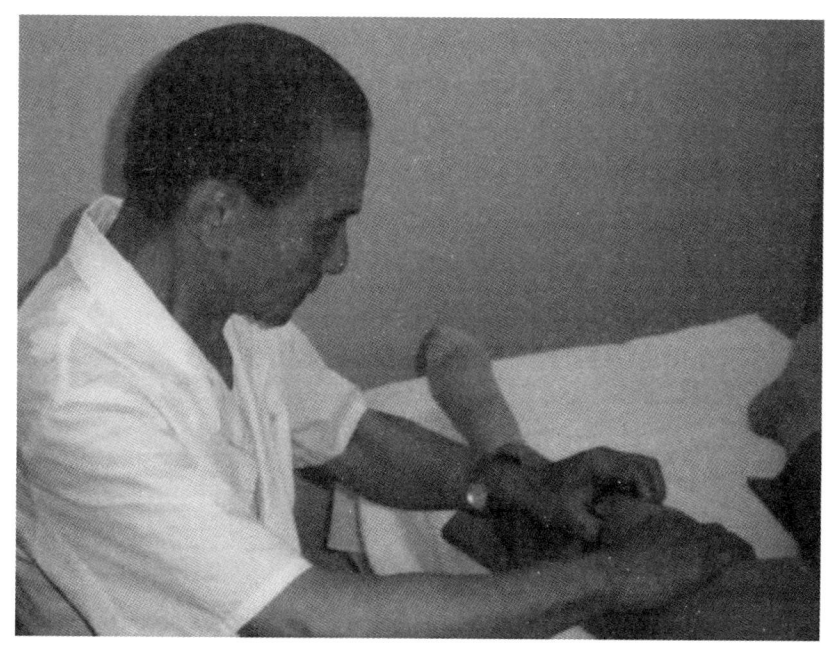

图 8-6　段胜如在为膝关节病患者进行治疗

在继承发扬祖国医学遗产的过程中，父亲牢记"古法之佳者守之，垂绝者继之，不佳者改之，未足者增之，西方医学可采者融之"。60 多年来的临床经验，父亲将西医骨科的治疗方法与中医正骨治疗方法相比较，深感中医正骨之长在于其手法治疗。例如：对于一个错了位的新鲜骨折、一个离开了正常位置的新鲜脱臼、一条伤后组织痉挛甚至发生挛缩的肌肉，通过中医正骨按摩治疗，能够及时用手法治疗使错位、脱臼归还原位，让痉挛或挛缩缓解，这种既省钱、又省时、不手术、痛苦少的治愈方法不但要尽己之力进行推广，还要带领全科医护人员大力开展，让中医正骨按摩治疗在中医研究院广安门医院乃至全国发扬光大。

父亲对中医正骨按摩推拿工作本着精益求精的学习，对每一个病人的治疗一丝不苟的实践，对祖国传统医学锲而不舍的追求和坚忍执着的奉献，得到了院领导的认可，在他工作满35周年之际，院党委给予他充分的肯定，在他年近七旬时，特颁发荣誉证书以资鼓励。

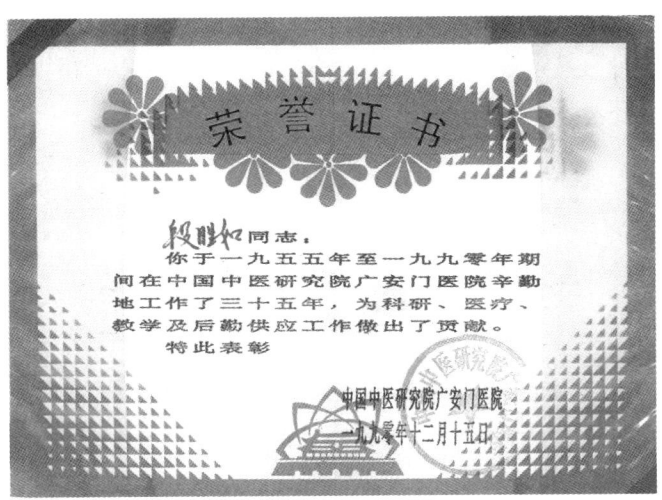

图 8-7　广安门医院为段胜如颁发的荣誉证书

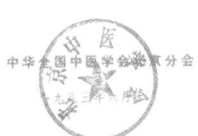

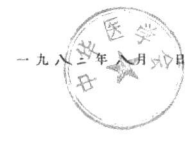

图 8-8　中华全国中医学会北京分会　　图 8-9　中华医学会外科杂志
　　　　　给段胜如的聘书　　　　　　　　　　　给段胜如的聘书

父亲的努力使自己成为中医正骨学界的学术带头人，1982 年父亲先后被聘为"中华外科杂志"编辑委员会委员、"北京中医杂志"的编辑、"中华医学会北京分会骨科学会"的委员、"中华全国中医学会北京分会"

第六届理事、"中国中西医结合研究会北京分会骨伤科分会"的主任委员。

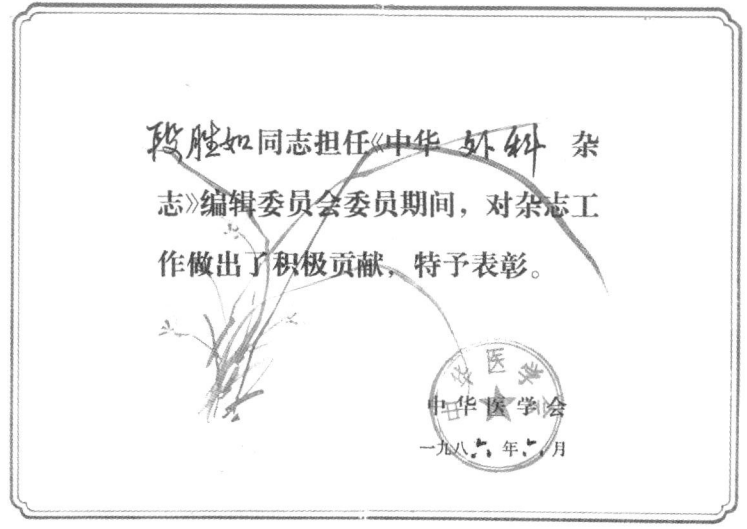

图 8-10　中华医学会对段胜如的表彰

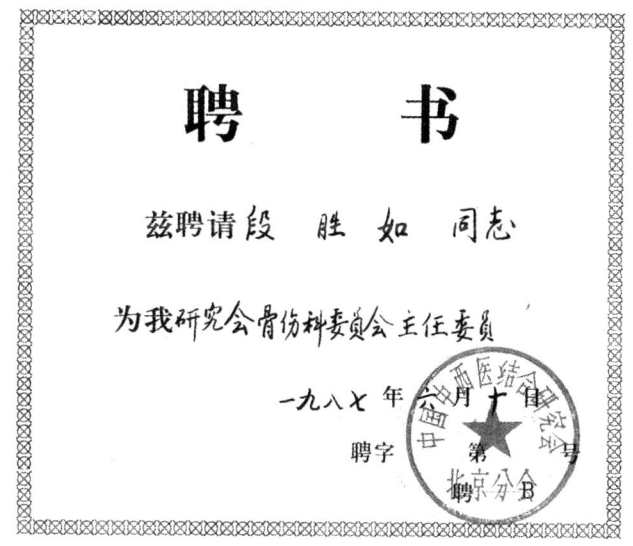

图 8-11　中国中西医结合研究会北京分会给段胜如的聘书

1986年国家中医管理局（现国家中医药管理局）重大中医药科学技术成果评审委员会聘请父亲当评委，每年都要对新项目、新技术、新成果召开评审会议，参评科目来自全国各省市的中医药科技研究成果。

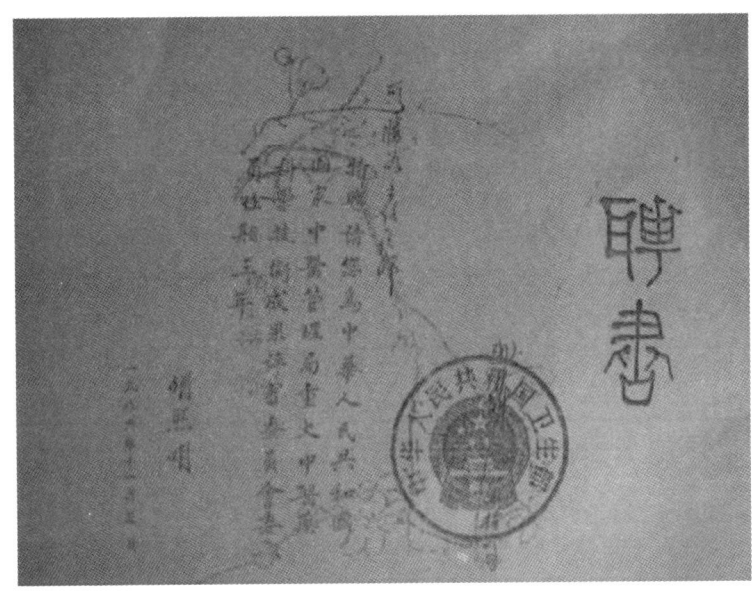

图 8 - 12 国家中医药管理局重大中医药科学技术成果评审委员会
给段胜如的聘书

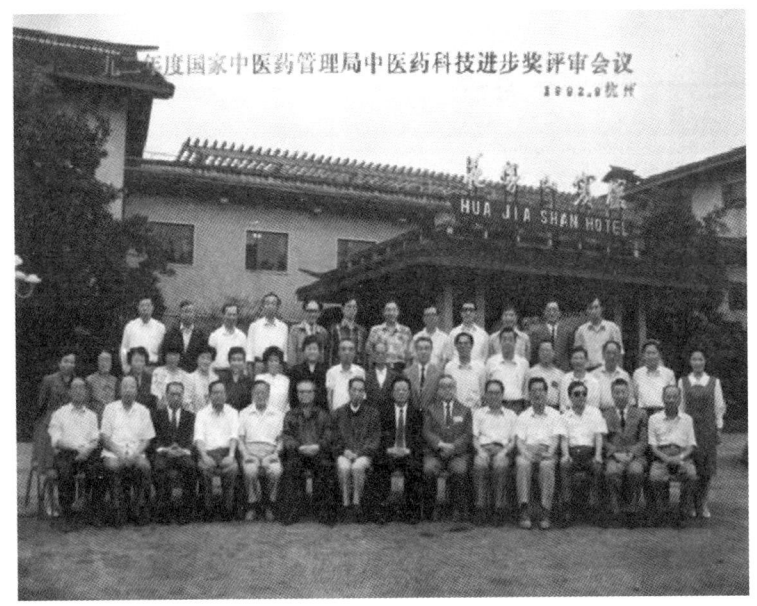

图 8 - 13 1992 年度段胜如参加国家中医药管理局
重大中医药科学技术成果评审会合影

前排左三为段胜如

父亲参加学术活动的足迹遍布祖国的大江南北,北到哈尔滨、沈阳、大连,南到广州、深圳、珠海,西到新疆乌鲁木齐,东到苏、浙、沪,中有武汉、南昌、山东等。

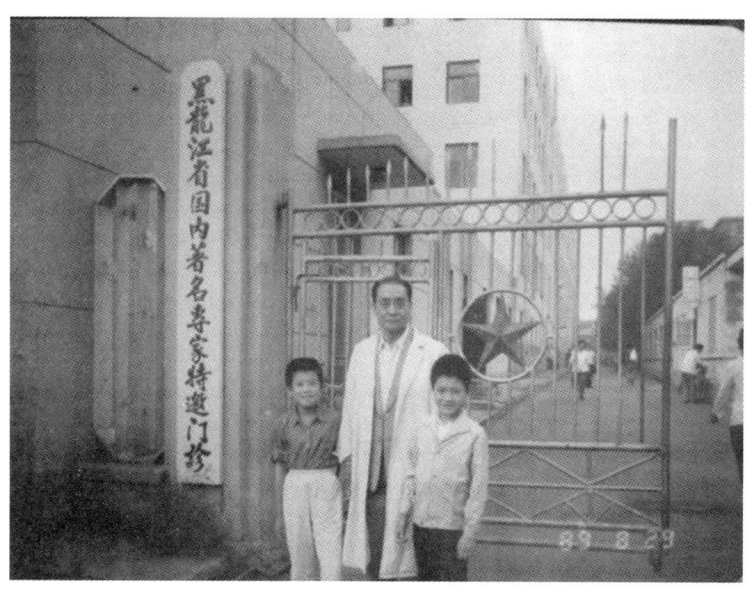

图 8-14　段胜如在哈尔滨讲学期间与小患者的合影

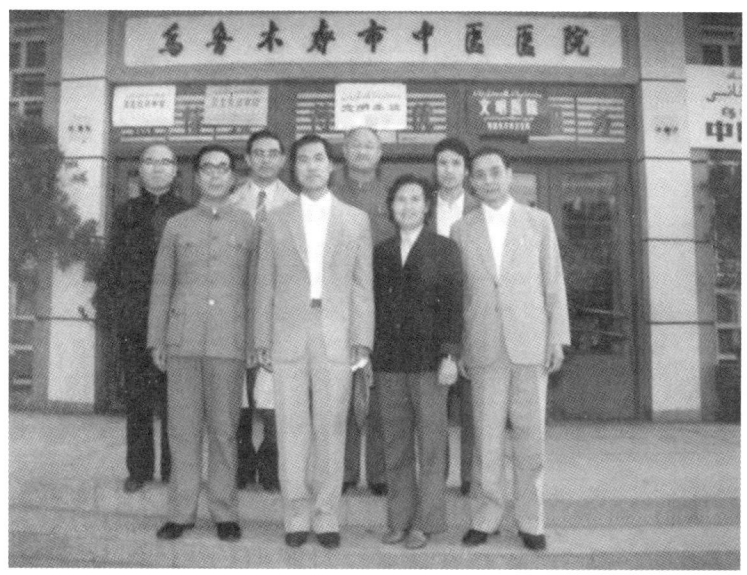

图 8-15　段胜如在新疆讲学时与该院工作人员合影

前排右一为段胜如

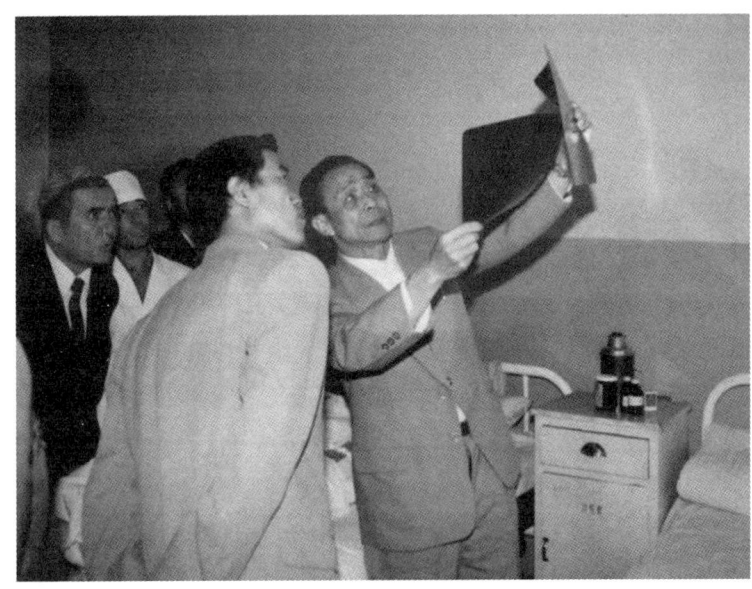

图 8-16 段胜如在新疆维族医院亲自查房指导临床工作

老人家登过祖国的五大山：黄山、嵩山、泰山、五台山、峨眉山。游览过东南四大海：渤海、黄海、东海和南海。并应首长邀请，携妻带女去过大连、北戴河、密云水库、康西草原等多处疗养、游玩。

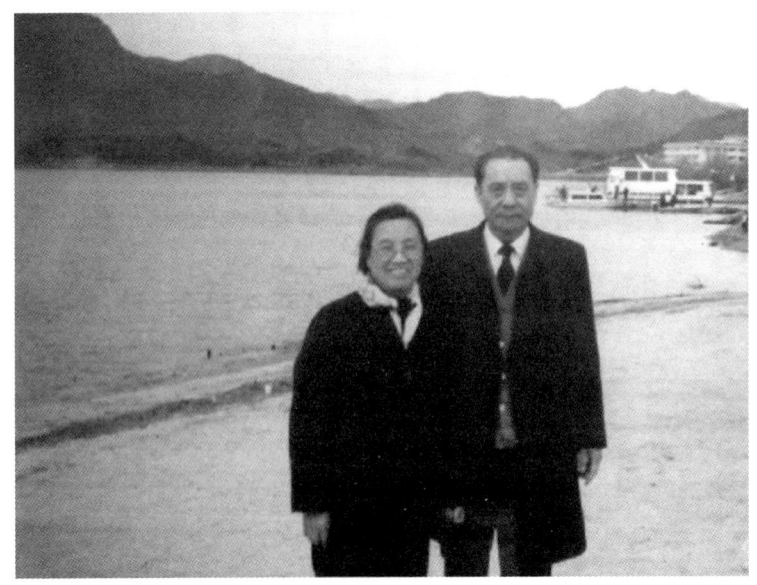

图 8-17 段胜如、吴淑蓉夫妻在北戴河的合影

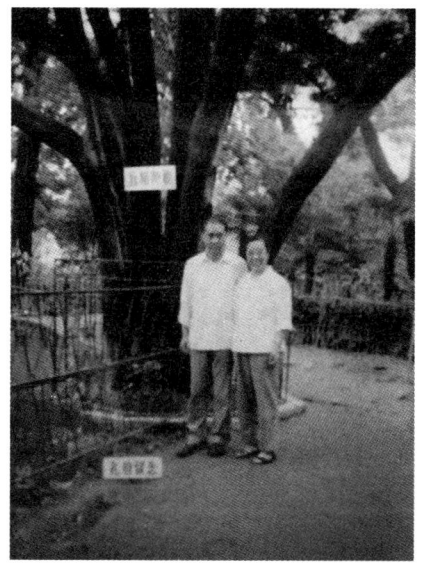

图 8-18　段胜如、吴淑蓉夫妻在山东济南孔庙的留影

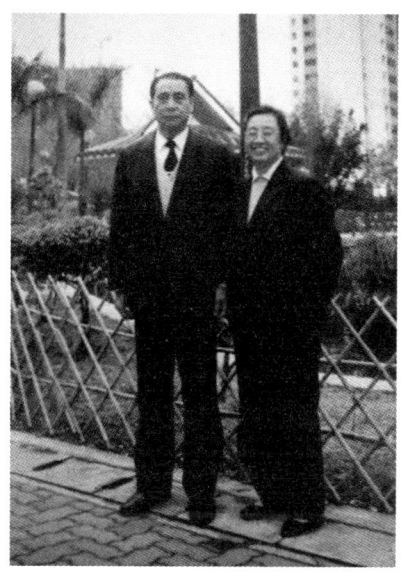

图 8-19　段胜如、吴淑蓉夫妻在深圳的留影

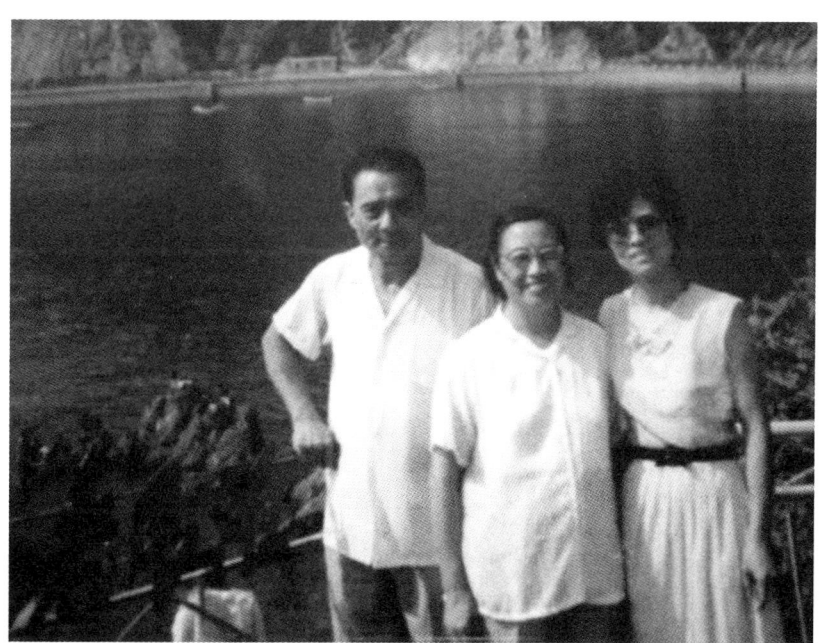

图 8-20　1988 年夏段胜如、吴淑蓉夫妻在大连疗养院与女儿段援朝合影

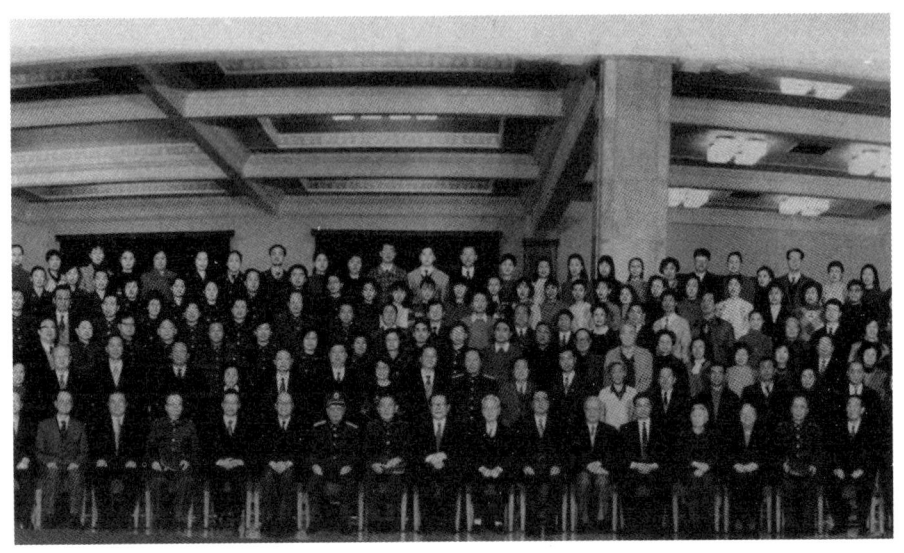

图 8－21　原国家领导人江泽民、李鹏、胡锦涛等接见段胜如等人的合影

第二排右二为段胜如

父亲的一生先后获得过诸多荣誉，可以说是当时骨科界著名教授。1996 年获得中央保健委员会奖励，受到国家主席江泽民及相关领导人的亲切接见。

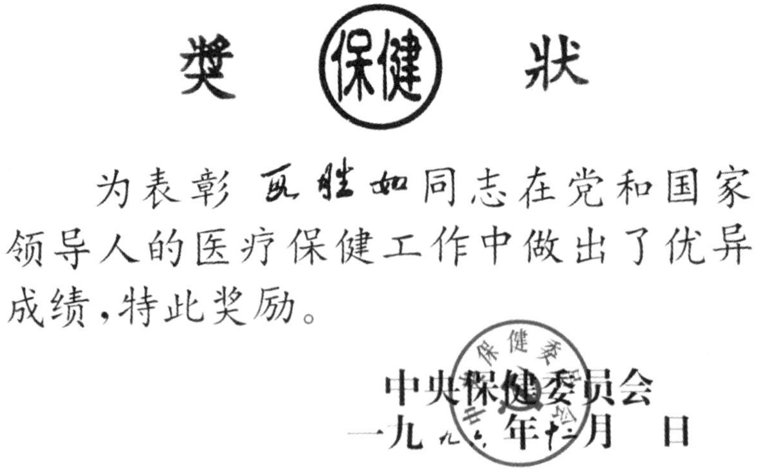

奖　保健　状

为表彰段胜如同志在党和国家领导人的医疗保健工作中做出了优异成绩，特此奖励。

中央保健委员会

一九九六年十二月　日

图 8－22　中央保健委员会给段胜如颁发的奖状

直到1991年，70岁的老父亲才办理了离休手续。离休后的父亲成了宝贝，许多民营医院的领导得知他退下来了，争相聘请他坐堂出诊，待遇甚好，车接车送，加上父亲健康的身体，一干又是20年，90岁的老人家还能为病人运用中医正骨手法治疗疾痛。

坚守信念，著述传承

1955年父亲调到中医研究院广安门医院，这辈子他再也没有离开这家医院，从徒弟到骨科副主任、主任、主任医师，一直到资深研究员，他的工作再没有离开中医领域。

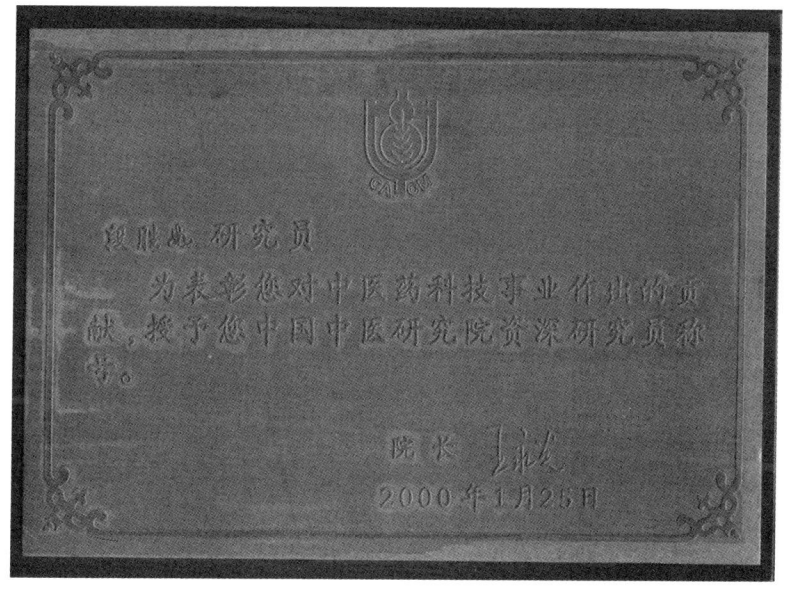

图8-23 段胜如被授予资深研究员称号的证书

"中医正骨按摩推拿"，这个看起来有些生疏的名词，却是父亲一辈子从事的工作，倾注了他一辈子的心血。父亲用最通俗的话来解释这门医学，"就是用中医的手法治疗骨折、软组织损伤、颈椎病、腰椎间盘突出症、胸腰椎压缩性骨折、膝骨性关节病等都有很好的疗效"。

为了让祖国传统医学"中医正骨手法按摩推拿治疗技术"后继有人，父亲先后培养了多个研究生，但因为各种原因都没有留在骨科继续工作。

父亲是一个中医的传承者，他说："中医正骨手法，是祖国医学精华

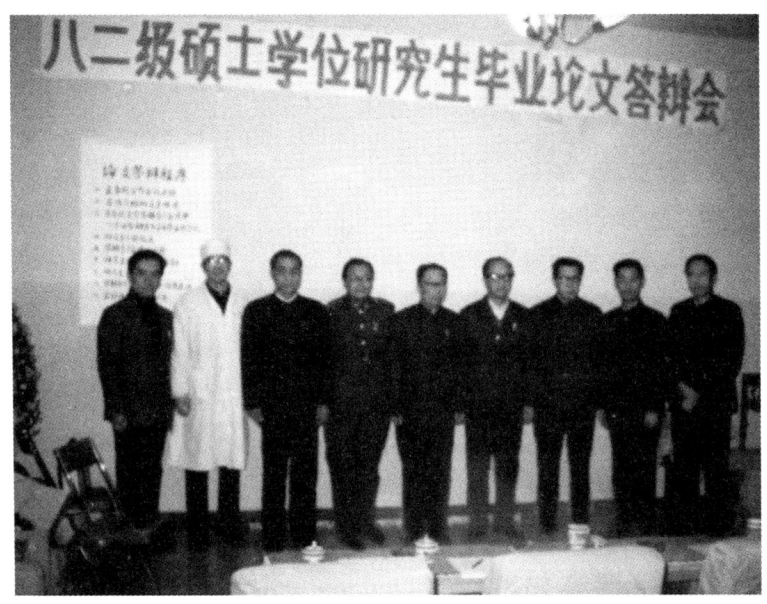

图 8-24　段胜如的研究生进行答辩会后的合影

的一部分，是中医特长之一。我这辈子肩负发扬祖国医学的历史使命，决不能抛弃中医按摩推拿的特长和精华。"父亲也是一个中医的捍卫者，这些年一直在为中医正骨手法治疗的传承奔走。他说："祖国医学博大精深，人民离不开中医，希望后人能将中医发扬光大。目前核磁共振也不能诊断软组织陈旧性损伤或粘连，但不等于就没有这些病。"但让父亲感到有些伤心的是，他奉献了一辈子的广安门医院骨科已经渐渐抛弃了中医正骨手法，取而代之的是西医手术治疗。提起这些，父亲总是感慨万千。

当今，广安门医院投射了国内中医地位越来越低的现实，在西医突进的势头下，国内"打假人士"将中医列为伪科学，并一直叫嚣着要"废除中医"，而应者也不在少数。对于这些社会现象，父亲只能是看在眼里痛在心上，他说："西医确实有些瞧不起中医，中医需要有真本事，但是，现在确实有很多造假、冒牌的中医，鱼龙混杂的局面败坏了中医名声。"但是，父亲始终坚信"西医消灭不了中医"。"第一，老百姓喜欢，有群众基础，而且中医手法治疗很便宜、有疗效。另外，中央还是重视民族传统文化的"。在他看来，现在的问题出在执行上，"虽然中央对中医和西医是一碗水端平，但政策到下面就走样了，卫生部门和医院、学院的执行都很差"。

面对西医的高歌猛进，父亲认为最危险的还是在于中医内部。在市场经济大潮下，一些中医院的领导只注重经济效益，忽略发扬祖国医学的历史使命。很多医生只考虑创收，不愿意运用疗效好、花钱少的中医正骨按摩推拿法为病人治病。

最让他担心的是，本该承担培养中医人才的中医学院现在也不重视中医教学了。以中医正骨按摩推拿为例，因为收费过低，许多本会用手法正骨按摩推拿的中医，改用手术治疗和内服药治疗，还有收费政策也使一些中医大学毕业的青年中医不愿意学习传统的中医正骨按摩推拿，而热衷于手术，导致中医正骨按摩推拿后继乏人。这种现象让他感到无奈，但同时，他也很理解同情青年学生的选择，"年轻人要赚钱，要买房、买车，哪些来钱快就干哪些，中医正骨疗法赚钱少，有什么办法啊"。

父亲调来北京西医学习中医，又让他抢救高龄老中医的活的经验，几十年来父亲没有辜负党的重托，在继承和发扬祖国医学的工作中积累了丰富的临床经验。母亲在中医研究院广安门医院也工作了二十多年，深深地体会到祖国医学是一个伟大的宝库，为了让这些宝贵的知识财富不随着人的逝去而丢失，母亲极力建议父亲把他几十年临床成功的经验和失败的教训用医案的方式整理总结出来，提供给后人参考。这个建议深得父亲的同意，但希望母亲帮助他誊写资料。从此，父亲在工作之余，将有价值的病例一份一份的筛选好，拿回家中交给母亲，母亲便一份份的抄写在稿纸上。一直到父母亲退休以后，他们才开始动笔，进行系统、精心地整理与总结。父亲写此书的目的，是想将自己积累了几十年的中西医结合治疗骨科疾病的临床经验与教训，实事求是地记录下来，父亲在这本书的序言里写道："我写下自己的经验、体会，希望为后世留下一点有用的东西。"

初稿在母亲的大力帮助下，终于在 1993 年基本成型。在这本书里记下的是父亲一生对工作的兢兢业业和一丝不苟，对病人的一片爱心和高度负责，对技术的严谨科学和精益求精，对祖国医学的赤诚热爱和努力传承。这本书里承载的是对杜老正骨按摩经验的总结，及父亲几十年自身将西医骨伤疾病治疗方法与中医正骨按摩治疗技术在临床上有机结合的工作经验，让传统的中医正骨按摩技术得以发扬和光大，它是中医正骨按摩医师在临床工作中的工具书，对于筋伤及一些骨折与脱臼疾病具有指导临床治疗的作用。书里，病人病愈前后的照片和 X 光片对比着一目了然。父亲说："单单这些 X 光片我就积累了几百张，当年每治一个病人都留下了案底，我是一个学习西医的大夫，我懂得需要凭证据和数据说话，这样才有说服力，西医界才会相信。"例如：1983 年的一份病例：一位幼儿患者被诊断为"单纯先天性马蹄内翻足"，幸好来看病时那个小孩还没有学会走路，就医及时。这位患儿经父亲用手法按摩治疗了 1 个月，并教会幼儿的父母亲如何给孩子做按摩，直到小孩学会正确的走路姿势为止。这只是一个成功的案例，书中其他的案例均来自父亲 50 多年临床病例。父亲说："书中的这些总结，既有成功的经验也有失败的教训。"

虽然撰写了 24 万字的临床经验之作，但是，当与"人民卫生出版社"联系出版时，被告知："出书可以，但一定要作者自己先购买一千本书方可印刷。"听到这种答复让父母亲愕然、无语。随后又与"科普出版社"联系，该社提出：作者需先交款两万元，本社才可以为此书排版印刷。原因是出版社里流动资金有限，科技书籍行销不畅，不如小说易畅销，导致资金被压。父母如此几经周折，结果出书无望，只好将书稿暂时存放于书架上。

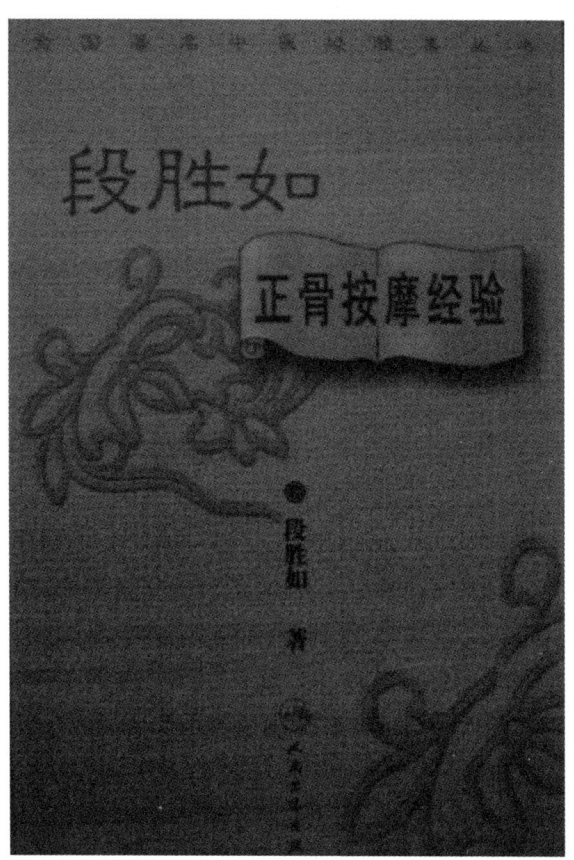

图 8-25　段胜如撰写的《段胜如正骨按摩经验》书影

直到 1999 年，统战部的华文出版社得知这一信息后向父亲约稿，终于在 2000 年 1 月第一次得以印刷，出书 4000 册，书名为《段胜如临床经验——正骨按摩》，至 2006 年售罄，该社不愿再次出版。之后，此书经父亲进行增补与修改内容后，于 2007 年由人民卫生出版社再版，此书更名为《段胜如正骨按摩经验》，该书被纳入了"全国著名老中医经验集丛书"，并被两次印刷。至此，终于完成了他们传承祖国医学、经验流芳后人的心愿。

国家的支持，同行的执着

中医手法治疗有望传承与发扬

2013 年 5 月 18 日是父亲难忘又激动的一天，这天 93 岁高龄的老父亲应"中国民间中医医药研究开发协会手法与健康研究专业委员会"的邀请，参加该会成立仪式大会。

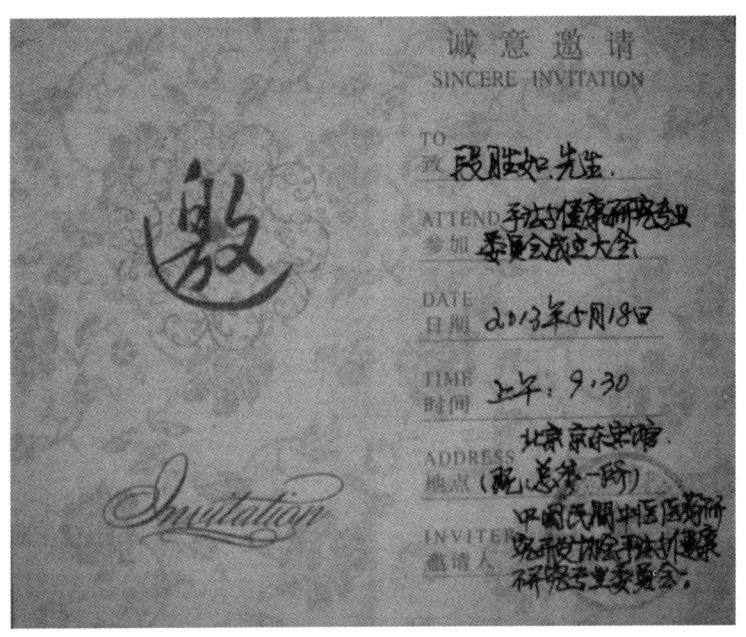

图 8-26　段胜如被邀参会的邀请函

前来为大会祝贺的有中医药管理局的领导、中国民间中医医药研究开发协会的领导沈志祥司长，除了父亲外，到会的还有不少老专家、老教授，如原铁路总院的李宗民主任、杨振忠主任，中国中医科学院广安门医院谢利民主任、刘洪旺副主任医师，原崇文中医院的刘玉海主任，原望京医院的宋一同主任，原总参门诊王传贵主任，原宣武医院庞成泽主任，积水潭医院李建民主任等。该会理事长李宗民教授介绍了手法与健康研究专业委员会的核心组织成员及本会的组织职责等，谈了他在泰国开展中医手法治疗的十余年经历，并倡导在全国进行"中医手法万里行活动"，号召各地精英踊跃参加，意在为老少边区穷苦大众免费医治伤痛疾病。在会上中医药管理局法律司桑司长通报大家一个好消息：我国新拟的关于中医药行业的相关法律已经成稿，有望在今年递交到全国人大会议上定稿，让中医药行业在今后的工作与执业中有法可依，使中医药的宝贵经验得到有序地传承与发扬。

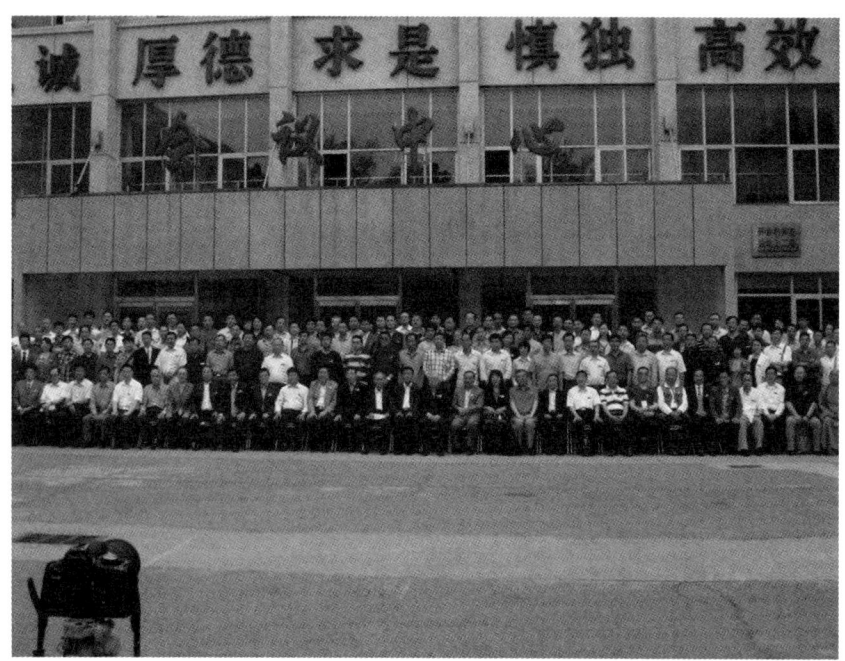

图 8-27　参会代表合影

中间手里拿资料的老人为段胜如，右一为中医药管理局桑司长，左一为李宗民理事长，左二为沈志祥司长

与会的代表是来自全国各地的中医手法治疗专业的领军人物，还有李宗民理事长带来的泰国"中医手法治疗"团队。参会人员约有百余人，他们的年龄跨度从 90 多岁到 30 多岁，充分体现出建国以来祖国医学几代传人锲而不舍地工作在中医正骨领域中，中医手法治疗的队伍后继有人，治疗技术将得到蓬勃发展。

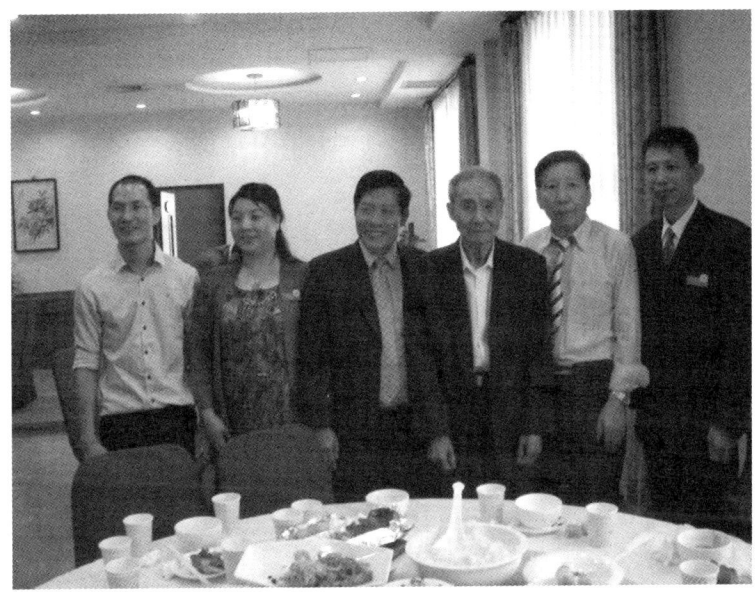

图 8-28　段胜如与李宗民及泰国医疗团队的合影

右三为段胜如，右二为李宗民，右一为泰国医院院长

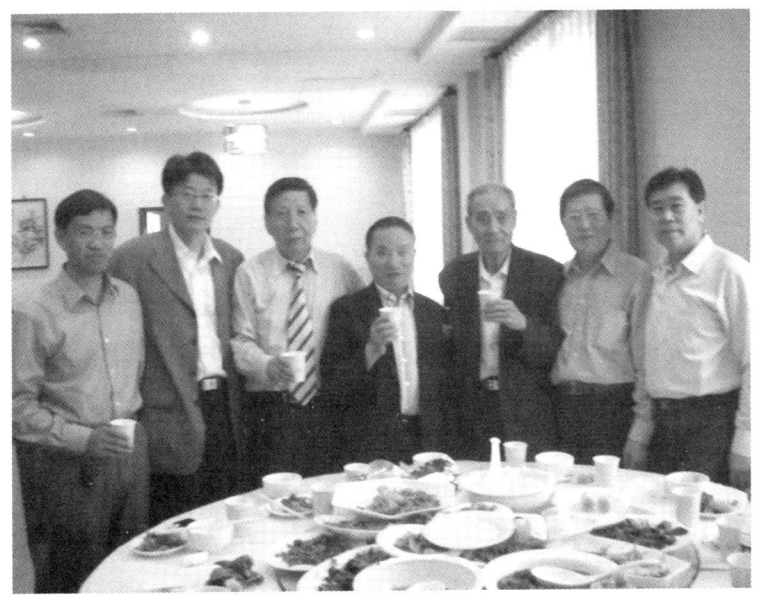

图 8-29　段胜如与部分核心小组领导合影

从左至右依次为谢利民、杜宁、李宗民、王传贵、段胜如、刘玉海、刘洪旺

手法与健康研究专业委员会的核心领导们有：原铁道部铁路医院骨科主任李宗民（任该会理事长，发起人之一），中国中医科学院广安门医院骨科主任谢利民、副主任医师刘洪旺，积水潭医院创伤科主任、教授王岩（王传贵主任的儿子），上海瑞金医院骨科主任杜宁……等，父亲被誉为名誉理事长。

父亲和他的老朋友王传贵（原总参门诊部按摩科主任，仡佬族），也是80高龄的中医经络手法治疗的传人，在会上相见分外高兴，不时地回忆着他们曾经进行骨科技术合作、一起外出讲学的经历。

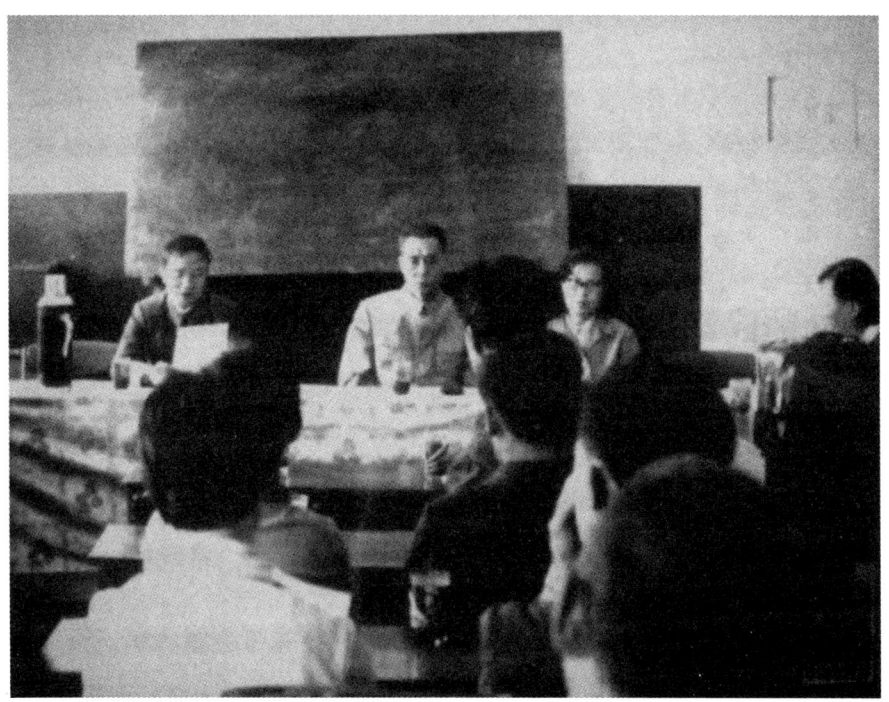

图 8-30　段胜如与王传贵在宁夏固原地区讲学时的照片

看着兴高采烈的两位老人有说有笑，我的心里感触颇深，他们年轻时为祖国医学的传承与发展奋斗着，如今都是耄耋老人了，还在为了共同的目标——让中医手法治疗与人民健康更加有机地结合起来，造福中国乃至世界人民而奉献自己的绵薄之力。

深爱着祖国医学的父亲，利用这次大会的发言机会，力主弘扬中医手法治疗，他为到会代表们讲述了中医手法治疗的特长与优势，别看是90多岁的高龄，谈吐依旧是条理清晰、思路敏捷。

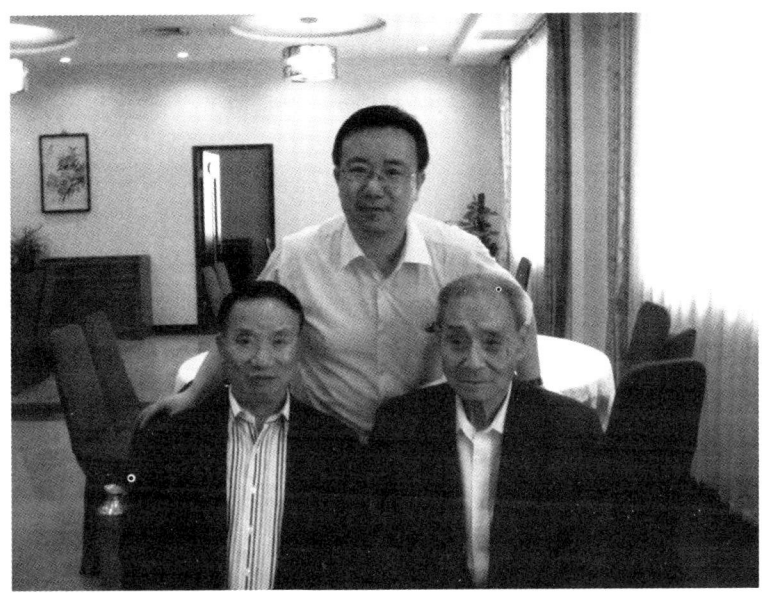

图 8-31　段胜如与王传贵父子的合影

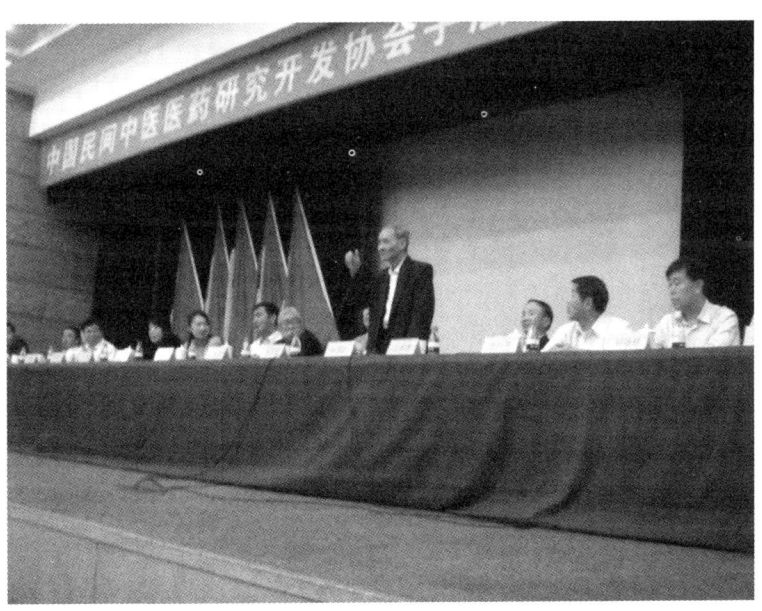

图 8-32　段胜如在大会讲演

父亲的发言全文如下：

"我首先预祝本届大会圆满成功！

"今天能与各位同仁相聚，共同切磋，很是高兴。借此机会谈一点中医手法治疗的问题。

"远在《黄帝内经》的书中，就有"按蹻"的记载，我理解这是通过用手或足按摩来治病。在清朝皇家撰写的《医宗金鑑》书上，就有正骨手法专著。

"中医手法治病我用九个字来概括"查得清、摸得准、治得好"。

"举"老年骨性膝关节炎"这个疾病为例：

"查得清——是指对患者膝关节的检查：

"首先，查髌骨边缘四周有没有压痛；第二，查髌骨与股骨之间的关节间隙四周有没有压痛；这两个部位离得很近，但一个是骨质，一个是软组织，各有各的病变，要分开查清；第三，膝关节内、外侧副韧带的上下止点，及中间的韧带有无压痛，止点和韧带也是三个不同的部位，压痛点在哪要分清；第四，膝关节内侧的半膜半腱肌的止点及其上方的韧带和膝关节的外侧股二头肌的止点及其上方的韧带有无压痛，这也是两个不同的部位；第五，髌韧带两侧有没有压痛，中医叫膝眼；第六，查股四头肌和小腿的腓肠肌有没有痉挛或挛缩，一般正常肌肉摸上去是一种有柔韧及弹性的感觉的，一旦痉挛就变硬了，挛缩的就更硬了。这种痉挛和挛缩是 X 线、CT 和核磁共振照不出来的，但中医手法可以摸出来，这就是手法的特长；第七，查腘窝有没有筋结或压痛点；第八，查患肢能否伸直；第九，查看有无"O"形腿或"X"形腿的畸形；第十，看 X 光片有无膝关节间隙变窄或骨质增生情况。这十查，把老年骨性关节炎查得清清楚楚，对病变部位压痛点的重点、次重点在什么位置，心中也有数了。

"摸得准——就是对膝关节炎进行治疗时，

"首先，根据检查出的各个压痛点，进行有针对性、准确的手法按摩，使病人感到患肢轻松、舒服，其治疗效果明显是必然的。

"第二，对于股四头肌和小腿的腓肠肌发生痉挛和挛缩的患者，经过手法 100～200 下按摩后，肌肉的硬度会有所松软，肌肉的弹性也会有所恢复，这对病人行走活动会有所帮助。

"第三，关于膝关节间隙狭窄，经过医生牵引、稳住一段时间再牵引，这样反复操作后，狭窄的间隙会有所扩大一点，这对膝关节上下楼也有帮助。

"第四，对有"O"形腿畸形的患者，医生在牵引的同时把小腿向外扩展，而对有"X"形腿畸形的患者，医生在牵引的同时把小腿向内扩展，这对畸形腿也会有所改善。

"第五，关于膝关节伸不直，医生可用双手平放在髌骨部位，进行上下缓慢加大压力的按压，在病人可以忍受的痛阈值内，一直压到患肢可以平伸为止，或只压直一点。这样做可使患者上楼或下蹲都会有比较自如的感觉。

"通过以上针对性、准确的手法治疗后，病人的膝关节均有轻松舒适的感觉，这就是手法治疗的特长，每治疗一次好一点，一周可治疗 2 次或 3 次，治疗 1 个月、2 个月，甚至 3 至 4 个月，病人基本恢复健康。这比理疗、内服药物、多休息等好得快，病人满意度也高。

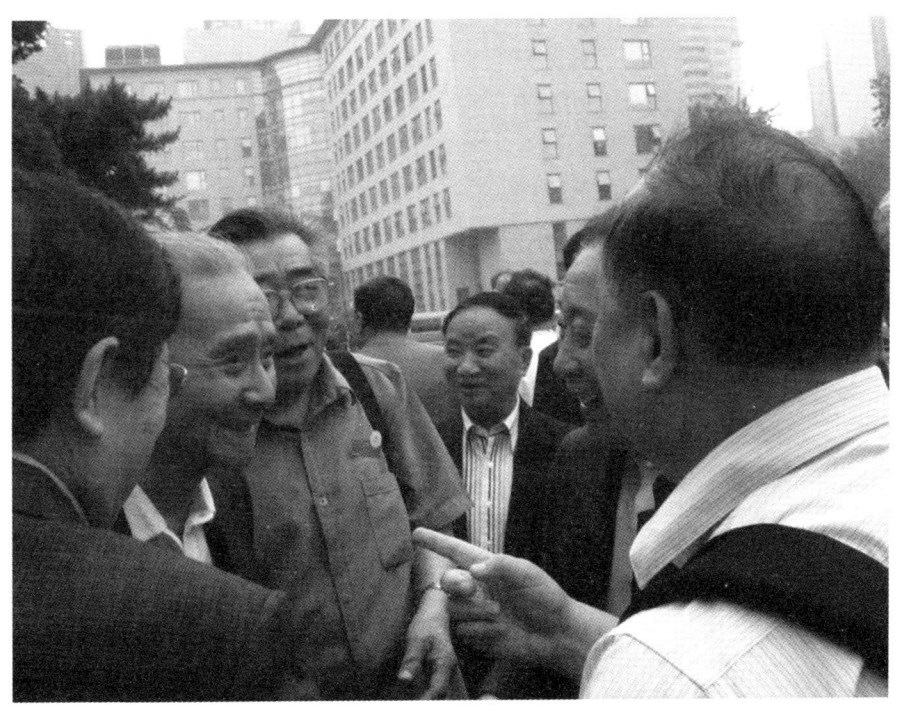

图 8-33　段胜如与老伙伴、老同仁相见格外高兴
在段胜如左边的依次为庞成泽、王传贵

"现在有膝关节置换术，但病人有的选择手术，有的不愿意做手术，

对不愿意接受手术的病人可以来找我们中医进行手法按摩，我们可以给他们治好。对于疾病的治疗方法有两种选择比只有一种选择要好，这也是中国病人的幸福。归纳以上的阐述，可以"十查、五治、二比较"来概括。

"借此机会，我还有两点要呼吁学会，第一，大力弘扬中医手法治病；第二，鼓励培养后继接班人。现在，李忠民会长打开了泰国天地，希望继续拓展马来西亚和印尼的市场，最终将日本、美国的骨伤疾病治疗也打开局面，把祖国的传统中医正骨按摩治疗方法在全球发扬光大，让世界人民都了解和享受到它的优势和特长。

"最后我建议在座的老伙伴们，我们可否捐资成立一个基金会，用于奖励对中医手法传承和发扬有成就的人员。

"我的话讲完了，谢谢大家！

"祝各位身体健康！工作顺利！家庭幸福！"

父亲的话音刚落，全场想起了热烈而持久的掌声。散会后代表们和媒体记者纷纷围上来，有的要与父亲合影留念，有的要父亲的联系电话。不少代表感慨自己又学到了新的治疗技巧。

这次大会让父亲在有生之年看到了祖国医学得到了国家领导和有关部门的重视，正骨手法治疗后继有人，祖国医学不仅在国内可以继承与发扬，还走出国门在泰国等东南亚国家打开了市场。同时也与他多年未见的老伙伴、老同仁们相聚一堂，宣武医院的庞成泽主任为大会题字一幅——"弘扬中医手法，造福人民健康"，还为93岁高龄的老父亲书写了一幅"松鹤"字画，带到会场特意送到父亲的手里，以表敬意。

附录一

记段胜如先生的夫人吴淑蓉

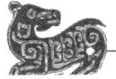

我的母亲

1927年4月23日，母亲出生在江西省宜黄县一个书香门第的官宦之家，不知是哪位先人考中了清朝的进士，在家乡盖了一幢庭院深深的进士第，也不知是什么时候的一场大火，烧毁了它的后院，只留下了前厅的十几间房屋给后人居住。

当时年幼的母亲记得在前厅的房梁上挂着许多蓝底烫金的匾牌，最后的两块上写着"钦点主事"。外婆告诉她，那是母亲曾祖父的兄弟——第十四、十五曾祖父获得的功名。第十四曾祖母还是诰命夫人呢。母亲的曾祖父排行第十三，人称"周臣老爷"（因名叫吴周臣）。他中年丧子（母亲的祖父），留下两个孙子和一个孙女，孤儿寡母由他抚养，我的外公是他的长孙。曾祖父曾任过几个县的知县，丧子以后回到家乡，是当地的知名绅士。

听外婆说，母亲生下来一直没有笑过，直到她四个月的时候，一次曾祖父抱着母亲到他的书房里，母亲看见挂在墙上的字画突然笑出了声，这让曾祖父又惊又喜，抱着母亲回到厅堂对家人说："这个女孩子长大后一定会读书，她看到字画就很高兴，还笑出了声。"此后曾祖父更加喜爱母亲了。母亲生性聪慧，三岁时曾祖父就开始教她识字。老人家自制教材，将"天、地、人……"等字一个个写在毛边纸上，并订成小册，每天教学，到五岁时母亲已识字两千多个。说起这份启蒙教材，母亲非常地遗憾，在她离开家乡去兴国时丢失了，至今还在责怪自己没有珍藏好。

突变的家境

在母亲五岁那年曾祖父病故，家里的顶梁柱倒了，一直给予资助的亲戚们都散了，而外公又没有工作，一家大小六七口人的生活没有了着落。幸得母亲的二姨夫（时任宜黄县立中心小学校长）的照顾，安排外公在小学教书，月薪不足20元。看到家庭的突然变故，我那自尊自强的外婆立即脱下华服，换上布衣，凭着一双巧手，为乡邻们缝衣做鞋。并把庭院下花园里不到一百平方米的荒地开垦出来，种瓜点豆，养猪喂鸡，以此贴补家用，才勉强维持了一家人的温饱。

穷人的孩子早当家，6岁左右的母亲，个头还没有大门闩高就开始帮助家里做事。她每天早晨要拿着钱袋子、挎着小篮子、蹬着小板凳拉开大门闩，把小凳子放回大门旁边，再关上大门去菜市买菜，回来后洗漱吃饭完毕，还要赶到学校去上学。外婆经常会赞许地笑着对我说："你妈妈很小的时候就很能干，给她一元钱买菜从来不会算错账，找回来的铜板和买回来的菜笔笔都对得上。"

可是好景不长，县政府突然规定：小学教员必须是师范专科学校毕业，而外公却只上过旧制中学，于是他被排挤到县郊区当了一名乡村教师，月薪只有十几元了，从而家庭的经济状况更加困难了。这让只有小学四年级的母亲意识到这个"官宦之家"竟然是一个空壳，它"上无片瓦，下无寸地"，不过是徒有虚名而已。同时也认识到要想有尊严、能吃饱饭，必须做到有知识、有技能、有才干。从小就争强好胜、性格倔强的母亲，便更加努力学习。正如曾祖父所说，她很会读书，在小学时期学习成绩一贯优良，每个学期都能捧回几个茶壶、茶杯之类的奖品，以此安慰她的祖母和辛劳的妈妈。在那个时候母亲的心底就憋着一股劲，人穷不能志短，有钱的亲戚不愿意帮助我们没关系，自己一定要努力学习，长大挣钱帮助妈妈养家。

改名去报考

　　光阴荏苒，小学六年即将届满，就在母亲六年级那年，江西省教育厅利用宜黄县棠阴镇盛产夏布全国有名的有利条件，在棠阴镇开办了一所江西省立麻织科初级职业学校（初中），在抚州地区招生100名，男女各50名，年龄在14~28周岁以内，全公费制，不仅学费低廉，还管吃管住。酷爱学习的母亲知道家里没有钱继续培养她去正规学校读书，得知这所学校可以不用家里花钱就可以上学，她便前去报名参加考试，但又怕自己考不上没有面子，就自作主张改名"吴嗣宜"（意为吴家后代，宜黄人氏）参加报考。考试结果张榜公布：母亲笔试成绩为前六名，她喜出望外，立即跑回家中告诉外公她被学校录取的消息时，外公却冷冷地说："榜上根本没有你的名字。"这时母亲俏皮地说："我怕自己考不上没面子，用了假名去考的，榜上的吴嗣宜就是我。"笔试通过了，但还需要面试才能决定取舍，因为母亲时年只有12岁，长得又矮又瘦小，面试老师不看好，幸好旁边有一位同乡的欧阳老师知道外婆是宜黄县出了名的巧手，他认为强将手下无弱兵，巧手妈妈的女儿估计也错不了。在欧阳老师的推荐下，几天后母亲收到了入学录取通知书。

　　拿到通知书的母亲分外高兴，而家中的曾祖母和外婆却忧心忡忡，担心母亲年龄太小，生活不能自理，住校学习一定会困难很多等等。此时的母亲觉得机不可失，时不再来，执意要去上学，老人们也只好忍痛割爱同意年少的母亲前去住校学习。于是母亲和同学合租了一辆独轮车拉行李，临行前，曾祖母把自己的脸盆放在母亲的行李上，反复叮嘱说："晚上有尿不要去厕所，免得摔跤，早晨起床后倒掉冲干净盆就可以。"老人家边说边哭送母亲到大门外，看着她满含泪水的双眼，母亲也忍不住地哭着跟车上了路。到了学校，老师分配母亲住在双层床的上铺，同学们帮助她铺好了床铺，从此母亲开始了集体生活，时年12岁零4个月。

　　麻织科初级职业学校是公费制的，管吃管住，可是生活很艰苦，每天吃的是糙米饭、咸菜、豆腐渣。学校实行的是军事化管理，吃饭规定为15分钟，以后逐渐减少为7分钟，铃声一响，不管你吃饱没吃饱，所有同学都要放下碗筷离开食堂。

　　麻织科初级职业学校是半工半读学校，上午是学习文化，下午是生产实习。母亲回忆起第一节生产实习课，老师发给她和同桌同学一对做枕头的布料，要求先用复写纸临摹好花样，然后一人一个学习刺绣。同桌同学的那个枕头面绣得干净漂亮，每当下课后，人家会将绣枕用报纸包起来。而母亲年纪小，不但不懂得爱护材料的整洁，竟然在一天上课时不慎碰翻了墨盒，墨汁从课桌缝隙里流进了抽屉，恰巧溅污了绣枕布，虽经反复搓洗，可还是留下了墨迹，为了使这对枕头的花样一致，同桌同学被迫在相同位置增添花叶。因为这个祸事，母亲不但挨了学校的批评，还停止了她的编织工艺课。此后的生产实习课，母亲都被派去绩麻纺纱。看着同学们学习编织工艺做出一件件漂亮的成品，母亲心里很是不安，心想："这样下去，三年毕业后自己仍然什么也不会，怎么向妈妈交代呀。"为了能够重新回到编织工艺课上，母亲不厌其烦地向老师请求，并一再表示上生产实习课时，自己只坐在同学旁边看她们操作，绝不乱动手，不会损坏实习材料等等，架不住母亲的软磨硬泡，老师最终同意了。

回到了实习课堂的母亲学艺心切，总想跃跃欲试，当同学有事离开座位时，她就悄悄上去胡编乱织，害得同学返工，同学们都怕她在身边，由此母亲成了班里的"小祸害"，是全班最不受欢迎的人，她也再一次被打发去绩麻纺纱。好不容易熬到放假回家，为了证实自己有能力学会编织工艺，母亲利用家里的针头线脑凭着记忆学习编织，开学后把做好的产品带回学校，请教老师和同学，终于获得了他们的认可。

随校逃难

1943年初，学校开学后不久，在福建的侵华日寇，不敢由水路坐船回台湾，怕被美国的潜艇击沉，就走陆路，从福州、南平经江西的光泽县、南城县到宜黄县，再去南昌。得知日本侵略军要来了，学校只好紧急疏散学生回家。母亲立刻与家人联系，当时外公已去兴国县工作，而曾祖母、外婆和舅舅走投无路只好投靠亲戚，他们跟着大祖父（母亲祖父的大哥）一家出逃。得知家里如此状况，母亲心想，如果自己再回去势必增加大祖父家的负担，于是她再三向校长说明家庭的情况，要求跟着学校一起走，最终得到校长的同意。

母亲立刻拆下被面、被里当包袱，收拾衣服、书籍、文具用品等跟着学校出发了。逃难第一天下来母亲就走不动了，老师过来打开她的包袱一看，一边数落着母亲不该背着这么多的东西，一边将里面的书籍、文具全部扔掉。母亲心痛地喊着："扔掉它们我怎么上学呀。"老师好像什么也没有听到，把剩余的东西包好，将小包袱挂在独轮车上，这样母亲得以轻装前进。

不知走了几天，到了宁都县石上镇，住在九江女师的教室里。校长立即召开紧急会议，告诉大家目前已经到达安全地带，但是学校没有经费了，大家必须投亲靠友解决自己今后的生活问题，学校发给每人16元遣散费等等。母亲只好与在兴国县工作的外公联系，等来的是外公立即汇来的40元钱，并电报告诉母亲由于外公也是一人单身在外，无法照顾母亲，让她回家去找外婆的音讯。年少的母亲把钱缝在棉衣里，收拾好小包袱，找了两个同学结伴同行。一路上风餐露宿，边问边走，还要躲避日本侵略军和伪军，也不知道走了多少天，终于在宜黄城郊的乡下找到了亲人。这时的母亲真好似一个小乞丐，狼狈不堪。

曾祖母和外婆见到母亲忙接过包袱，一家人悲喜交集，悲的是小小年纪吃这么多的苦，喜的是孩子能够平安归来。大祖父了解了母亲回家的过程，赞不绝口地夸奖她是个能干的孩子，在这兵荒马乱的世道，才十几岁的小女孩，敢跟着学校逃难，最后还自己安全地跑回了家。

自立自强的母亲

到了家的母亲听到大祖母唉声叹气地说："本来就不富裕的家里现在又增加了一口人呀。"母亲的心里很不是滋味，当天晚上母亲就和曾祖母、外婆商量，如果大祖父能够借给一间住房，每月支援一担米，他们一家四口可以搬出去另过的。这个想法起初没有得到老人们的同意，执拗的母亲就采取不去他家吃饭的做法，最后大祖父只好同意了。母亲带着曾祖母、外婆和舅舅一家四口搬进了借住的房子，她把带回来的50元钱交给了外婆，从此他们自立门户，不再过寄人篱下的日子了。

为了维持日常生活，勤劳善良的外婆经常为乡亲们缝制衣服，母亲和舅舅上山拾柴，羸弱而坚强的一家人得到了乡亲们的同情，他们经常会送柴、送菜、送些鸡蛋、鱼虾等食物来补贴他们。这浓浓的乡情深深地感动了母亲，虽然是很艰苦的日子，却留下了很温馨的记忆。这种生活维持了三个月之久，日本侵略军退出了宜黄县，母亲一家和大祖父全家都搬回了城里的家，不久学校复课了，母亲又回到学校继续学习。

第三学年开始后，母亲便抓紧课余和饭后的一切时间，努力学习各项技能。到毕业考试时，母亲从一个人见人怕的调皮生成为一个不但能编会织,而且从机织到漂染的全部工艺流程都能拿下来的优秀生。离校前,指导他们实习的老技师征求母亲的意见,问她是否愿意留校帮助他指导新生实习,这时母亲只有 16 岁,外婆、舅舅和三曾祖母已经迁到兴国县和外公在一起居住,离家多年的母亲很想回到自己父母身边,于是她婉言谢绝了老师的好意,先回到宜黄小住了几个月,便结伴回到兴国县与外公外婆团聚。

参加工作

到兴国后,经邻居大姐的介绍,母亲参加了"义童工厂"纺纱,每月能收入 2～3 元钱,可以维持自己的最低生活。后来三曾祖母(母亲祖父的三弟媳妇)恳求高等法院的梁仁桀院长为母亲安排了工作。(梁仁桀院长是三曾祖父的拜把兄弟,三曾祖父当时是司法部次长)

1944 年末,法院文牍科章维翰主任让母亲到他办公室,给母亲一张红格纸,要求母亲以正楷默写一篇"孙中山总理遗嘱",母亲写完了交给主任。这其实就是入职的面试和考试。1945 年元旦节过后,母亲被正式通知到文牍科上班。这是母亲参加工作的第一天,全家人皆大欢喜。母亲在法院做"录事"工作,任务是抄写上级领导拟好的公文函件,主任要求呈文给上级的报告必须是正楷,字要写得工整,横平竖直,其他的呈文可以写行书。为了写好字,母亲便买了许多大小字帖和朱自清、李清照的诗词及"秋水轩尺牍"等读物,利用每天的工余时间,天天读书写字,以提高自己的文学水平和书写能力。同科室的赵老先生看到母亲如此勤学,便建议她读"古文观止",并热情地承诺,有不懂的地方可以请教他。就这样,一年多的时间过去了,母亲感到自己的文化水平有了一定的提高,字写得也比较工整了。

技不压身

一次偶然的机会,母亲从报纸上获得信息,社会上每年都有"高等考试"和"普通考试",高考及格者有望当"法官",普考及格者也可以当"书记官"。母亲便借来民法、刑法及六法全书等等,抓住点点滴滴的工余时间认真啃书本。直到报名时才知道这两种考试都要考"数、理、化",而母亲没有学过"数理化",又没有人给补习,母亲第一次被"拦路虎"吓得退缩了,不敢去应试了,但她的求知欲望却丝毫没有减弱。

1945 年 8 月 15 日，日本侵略军投降了，母亲随法院搬回了南昌。一次在法院回家的路上，母亲看到一则"私立中华高商计政专修班"的招生广告，是夜校，学制一年，每周上三次课，每次两小时。想到这种学习班既不耽误工作，又能学到一些知识，母亲毫不犹豫地报考并被录取了。通过一年的学习，母亲对会计学和统计学有了初步的了解，虽然没有实践的机会，但正像母亲所说："技不压身嘛"。而这些知识在母亲后来的工作中也派上了用场。母亲得意地给我们讲述：在"文化大革命"后，各行各业逐步走向正规化管理，当时母亲是中医研究院广安门医院办公室行政秘书，她主动将医院的统计工作进行布置安排，当卫生部要求各医院上报各项统计数据时，他们医院的这项工作受到上级领导的赞扬。而会计学的知识在她退休后得以应用，因为她到医院的三产做出纳工作，为此，母亲很得意当时的选择。

父母的婚姻

"有情人终成眷属"这句名言一点都不假,一边是母亲的姑母,一边是父亲的大姐,在她们的牵线搭桥下,母亲和父亲两个从不相识、未曾谋面的年轻人走到了一起。

有缘相会

1947年,母亲家一位住在京城的姑母回到南昌,看到清秀丽质的母亲还没有找婆家,便想到她的好友段大姐(我的大姑)的弟弟(我的父亲)正好也没有女朋友,于是她老人家向我外婆介绍段家的情况,说段家人很正派,兄弟姐妹较多,靠父亲工资为生,家境清贫,男孩子是学医的,即将医专毕业,年龄比母亲大几岁……,开明豁达的外婆听了回答她说:"女儿的事由她自己做主,行与不行,要听取她的意见。"于是姑婆又找到母亲本人诉说了一遍,母亲对男方家境的清贫并不在乎,况且自己家里也不富裕,母亲心中选择的白马王子是"不图他腰缠万贯,只求其薄技在身"。得知父亲的职业是个医生,母亲很满意,认为如果人品好,有上进心就可以相处。于是母亲接受了邀请,同意与父亲见面。

当时27岁的父亲在医学院校里学完了五年的理论课,正在附属医院临床实习,从未谈过恋爱的父亲,在奶奶"不努力就会饿死"的告诫下,把所有的时间都用在了努力读书上,加上家境贫寒,年龄偏大,虽然看到同学中有的结婚了,有的正在处女朋友,但父亲在这方面并没有太多的想法。现在经大姑介绍,了解到我的母亲在江西省高等法院工作已经3年,比自己小7岁,是一个典型的旧时代的女子,心想就谈谈看吧。于是开始了他们与众不同的恋爱史。由于实习生的父亲工作很忙,又住在医院里,只有星期天下午半天的休息时间,因此很少有花前月下的恋爱生活,最多就是去介石公园玩一玩。加上实习生的父亲经济拮据,在谈恋爱的岁月里居然没有请母亲下过一次饭馆,反倒是一到周日父亲就到母亲家去打牙祭,改善伙食,饱一饱口福。就连衬衫破了也是拿到母亲家里,请外婆给缝补(当时父亲的家人还住在宁都,没有搬回南昌)。因为父亲每年只能做两件布衬衫,上半年穿的是新的,到下半年就成破的了,这与父亲喜欢打篮球、排球等运动有关。

在父母亲谈恋爱的一年多中，有一段小小的插曲。1945年8月15日江西省政府回迁南昌后，日渐西化的政府部门，在每星期六的晚上都组织安排舞会，可机关里又没有几个女职员，于是到医院里请护士前去参加，那些女护士提出让两到三个男医生陪同才答应参加，父亲有幸被邀约了。在舞会上父亲先是学会了三步、四步，进而学会了伦巴、探戈。但母亲知道后对此表示反对，可入了迷的父亲希望母亲也学会跳舞，这样可以出双入对的同去参加舞会该有多好啊。在父亲执意要求下母亲和父亲一起参加了几次舞会，但传统家教中长大的母亲接受不了西方文化的交际舞，认为一男一女抱在一起跳来跳去，日久天长就怕会跳到一块儿去了。于是母亲坚决反对父亲再去参加舞会，而且一到周六晚上，母亲就到医院去找父亲，为了躲避母亲，有时父亲藏在男厕所里不出来，想等母亲走了再去，可执着的母亲不见父亲不回家，为此两个人发生过几次小吵或大吵，最终我的父亲投降了。

总之，一说起他的恋爱经历，父亲就很得意地对我们说："别的同学谈恋爱都是极力讨好女朋友及其家人，而他自己却是一反世俗，被女方家人呵护有加，真是穷小子有穷小子的幸运和福气啊。"但是父亲很自信地认为：自己将来一定会成为医学教授、专家级的人才，给爱人和家人创造美好的明天。相处一年多后他们订了婚。

真诚相助

全国解放前夕，伪高等法院院长吴昆吾畏罪潜逃，法院的职工群众没有人管了，大家没有了工作和工资，生活没有了着落。这时母亲的未婚夫（我的父亲）把自己业余时间出诊的全部收入送给母亲，帮助母亲一家人渡过难关。但这不是长久之计，为了从根本上帮助母亲家里解决生活问题，父亲认为一定要让母亲重新走上工作岗位。于是父亲利用他与校长胡献尚的师生情谊，请求他帮助安排母亲到江西省立医学专科学校工作，没想到胡校长真给力，很快就介绍母亲到该校教务处去工作。母亲的工作由高等法院的"文抄公"调到了高等学府的教务处，面对陌生的环境、陌生的工作、陌生的人脉关系，母亲有点胆怯了，害怕自己不能胜任这里的工作，给未婚夫丢面子。

顶着巨大的压力走上了新的工作岗位的母亲，边工作边学习，时时处处向同事们请教。教务处的工作是主管学校的招生、学生的学籍、考试成绩、和负责老师们的课程安排等事务。通过一个学期的工作，母亲渐渐熟悉了业务，在这些工作中，母亲感到最令人头疼的是老师们的课程安排。

稍不小心就会发生授课老师之间在授课时间上重叠，为了避免这类冲突的发生，母亲开动脑筋改进排课的方法，经过多次计算和排表，终于解决了这一难题，受到了教务处领导的好评。

为了掌握教学质量，教务长要求处室人员下到各班级去听课，以了解授课老师的教学情况，有利于提高教学质量。按照处长的要求，母亲只要一有时间就去各班级里听课。母亲微笑着对我说，虽然有的听不懂，但是也学到了不少的医学知识。

父亲对母亲一家人的关心体贴和鼎力帮助，更加坚定了母亲托付终身的想法。直到今天一提到这些往事，母亲仍然流露出满腹的感激之情。

喜结良缘

1949年5月，父亲参加工作刚一年，南昌就解放了。共产党和人民政府接管了父亲所在的医学院校和附属医院。党和国家对医务人员非常重视，并将医院进一步的扩建。在每星期六下午的政治学习中，全院职工学习党的医疗方针及各项政策，大家无不欢欣鼓舞，干劲十足。

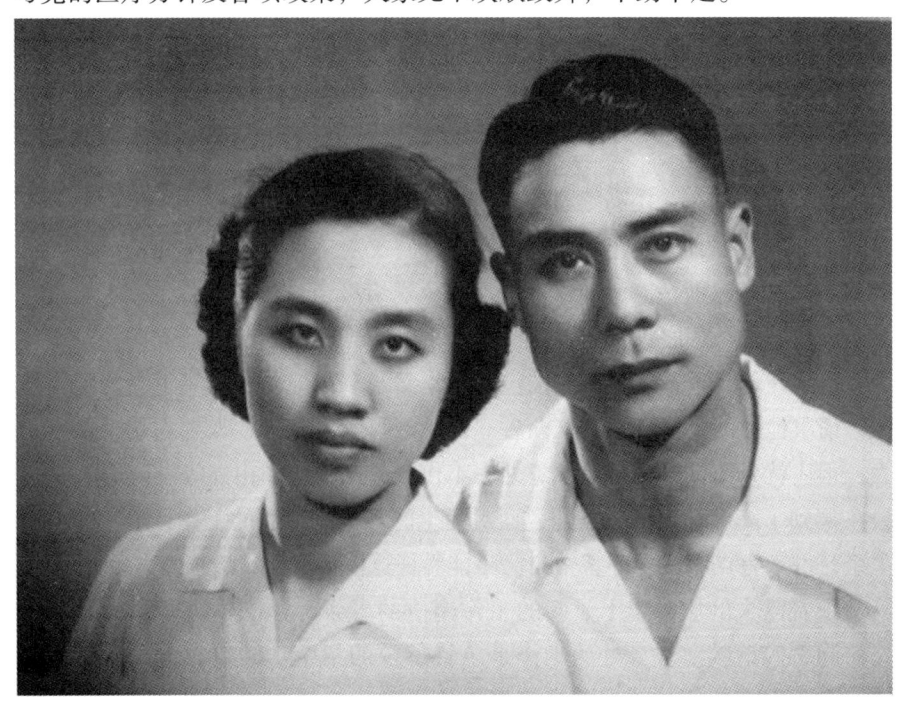

段胜如、吴淑蓉夫妻1956年在北京的合影

同年 12 月初父亲和母亲商量，决定回老家乡下旅行结婚，使他们的婚姻岁月与共和国同龄。

　　由于当时双方的家境都很贫寒，他们既没有像样的结婚信物聘礼，也没有举行豪华的婚礼仪式，他们是纯粹的裸婚，没有房子，没有票子，而是在一幢老式房子的楼上租了一间房屋，楼梯走上去时都会晃晃悠悠的，这里就是他们的新房。但是父母亲坚信：只要两个人有着相同的生活理念，以苦为乐，寄望未来，一起同心协力，贫穷是可以改变的，生活一定会是幸福美满的。

　　1950 年底，我的哥哥段又瑞出生了，因为是个男孩子，全家人都非常高兴，爷爷说："我们段家 13 年没有添丁了（大伯父家的儿子 13 岁，二伯父家有两个女儿是不算做丁的）。"

　　1951 年前后，我的爷爷和姥爷先后去世了，奶奶住到大姑家去了，母亲便带着我哥回到娘家住，与我外婆和舅舅一起生活。

附录二

蒙荫树下——记我的爷爷、奶奶

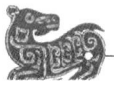

2013年春节前,我收到姑姑的大作《源头有爱——献给我的父亲母亲》手稿(即本书初稿),并有生以来第一次被"约稿",以孙辈儿的福气为题,写一篇短文。我感到非常兴奋和荣幸,迅速阅读了书稿后,决定写一篇读后感。

实际上看完书稿后,万千感慨在心里如同一群小鹿,再加上工作略有些繁忙,动笔的日期一拖再拖。直到今天,我独自一人静静地坐在异国他乡,才沉下心来,一边回味祖父母的故事,一边"炫耀"我作为孙辈儿的福气。

我成长在广安门医院的家属院里,爷爷、奶奶、妈妈都在这家医院工作。我出生的那天,爷爷在院里放了鞭炮,于是全院的同事、邻居都知道段主任的孙女出生了。为了纪念千里之外的故乡,爷爷给我取名叫"西洛",奶奶希望我将来前程似锦,于是我有了现在名字——锦。我喜欢"西洛",如果以当今网络时代的审美,这是个可与翻《诗经》取出来的名字媲美的美女名;我也喜欢"锦",这是个英气勃发的名字,走入职场后常听人对我说,没见面前都以为我是个帅哥呢。我们家再次在院子里放鞭炮的日子,就是我结婚的那天。我按照传统风俗,穿着凤冠霞帔,辞别了爷爷、奶奶、爸爸、妈妈,我爷爷虽然已经80多岁了,仍然西装革履,发丝都认真地梳过,把我送上花轿,接受邻里的祝福,场面红火极了。当唢呐吹响的时候，全院的邻居又都知道了段主任的孙女出嫁了。

小的时候，学校经常让我们写自己崇拜的人、偶像什么的，其实现在想一想，比起那些遥远的英雄、领袖、科学家，我们家里的爷爷、奶奶才是我们学习的榜样。

爷爷是优秀的医生、学者，但他从不向我们夸耀他的经历。他有多了不起，曾经给哪些开国领袖、哪些名人治疗过，从来没见他炫耀，有很多故事我还是看了《源头有爱》才知道。爷爷是我心目中最爱学习的人，他是"活到老、学到老"的真正践行者。从小到大，每次我去家里的时候，都能看到爷爷在伏案读书读报。他总是在不断地学习，除了专业技术知识，还有外语，爷爷曾经受邀出国给阿拉伯王子治疗，住在王宫里。我上初中的时候，学校才开设英语课，那时候我爷爷已经70岁了，他也还在学英语，读英语书、听广播、写单词。他鼓励我在英语学习上多下功夫，用周总理说的话教育我说，学好一门外语，就像多了一双眼睛、一对耳朵。我听了爷爷的话，非常努力学英语，中学期间打下的基础，使我现在每年出国执行工作任务时仍然有所受益。

从《源头有爱》中记录的爷爷年轻时的经历，我们可以看到爷爷是通过刻苦努力地学习、实践，成了医术超群的名医。可以说，爷爷的成功是"有志者事竟成"的最好范例。也许正是因此，爷爷、奶奶从小就鼓励我说"海阔凭鱼跃，天高任鸟飞"，只要我们努力学习科学知识，爷爷、奶奶会帮我克服困难、创造一切条件。上初二的时候，学校兴起了计算机学习热潮，我也想接触这科技尖端，可是无奈在那个年头，1万多元的价格，让爸妈望洋兴叹。最终还是爷爷、奶奶帮我实现了愿望，我拥有了人生第一台计算机，可以运行DOS和Windows3.1系统的联想电脑。这让我至今获益，由于接触得早，学过DOS系统知识，在工作中、生活中，都能比别人更快、更好地使用自动化的办公手段。

尽管爷爷那么爱学习、爱读书，但他不赞成死读书的方法。从小，爷爷就鼓励我们积极锻炼身体，参加各种体育活动。上小学的时候，我学了游泳、踢足球，进入中学，我又学习了打篮球。每次和爷爷谈话，我们总要交换一下关于运动的心得，有时候还会和爷爷、奶奶一起看一场电视转播的体育比赛什么的。

爷爷、奶奶很重视家族和亲人们，经常创造机会来团聚。在我记忆里，小时候，老家的老姑奶奶、小姑奶奶、舅老爷常常会到北京来住住，还有小青姐，她在北京上大学的时候，我们也经常能见面。在我和堂弟高中毕业的暑假，爷爷、奶奶送我们回老家去"认祖归宗"，让我们永远不忘记自己的祖籍。

我的奶奶在我心里是很了不起的女性，尽管我在读《源头有爱》之前，并不知道奶奶幼年的生活经历和求学故事，但她是怎么安排和照顾全家的生活，怎么细心地照料我们的成长，我是亲身经历过的。奶奶总是梳着整齐的短发，穿着朴素、干净的衣服，观察力细致入微，用她特有的语言方式教导我们。我记忆里最早的画面，是在我很小很小的时候，奶奶给我买过一块黄色边带彩色线条的手帕，让我做一个讲卫生的小孩。在我的成长过程中，奶奶是我的知音，她富有智慧，无论我有什么烦恼，都在她的引导和帮助下找到方向。记得十岁那年夏天，我要跟爸爸的朋友一家去上海玩几天。可是出发前夕，我的爸爸和妈妈不知道因为什么事吵架了，年幼的我生出了满腹的担忧和不安，只能向奶奶倾诉。她温和地安慰了我，让我安心出游，在我离京后，又劝解了我的父母。

奶奶和爷爷一样，有阅读的好习惯，可以说是博闻强识，即便是在生病后多年不出门，仍然能通过电视和报纸，知道社会上发生的所有事情。她和我谈心、开导我的时候，经常旁征博引。除了"三人行，必有我师"之类的名言佳句以外，还有与时俱进的。上学时，我的学习成绩算是比较好的，但考试没考到前三名时，总是内心失落。那时候北京国安的赛事如火如荼，奶奶就用北京国安的那句"国安永远争第一"来开导我，是否第一不重要，关键是永远保持争做第一的积极态度。奶奶教导我，新时代女性"要顶半边天"，遇到困难要开动脑筋，"人不能被尿憋死"；教导我量入为出、合理安排，培养健康的理财观念。我结婚了，奶奶还多次跟我单独谈，或对我们夫妻两人谈话，教育我们建立和谐家庭，凡事多讲道理，不要吵架更不许动手。奶奶把"有锅莫下馆"的家训传给我们，教育我持家之道要懂得节约，精打细算。奶奶最了解我的"厉害"，在大多数时候，甚至问题还没发生的时候，就会偏向我丈夫说话，不让我"欺负"他，让我们相敬如宾地生活。

奶奶心灵手巧，我从小穿她织的毛衣毛裤，她总会选最好的毛线，暖和又不刺激皮肤。她用各种颜色的线把毛衣织成一幅画，那些原创的小房子和小动物图案，让我享受了很多"独一无二"的优越感。有一件用其他毛衣织剩的线拼成的毛衣是我的最爱，不同颜色的巧妙组合，棕色的袖子，紫红色、紫和灰的混合色，不同宽度的条纹组成的前后襟，让我的同学感叹说：每每看我穿起这件毛衣，她总是联想沙皇枣冰激凌。这种拼接，直到今天仍然可以拿出来作为手工拼布配色的经典。记得是上高中的那几年，奶奶接连不停地给我织了4件不同颜色和厚度的新毛衣和3条不同厚度的新毛裤，我问她干吗这么拼命赶工，她说自己身体越来越不好了，赶快多织几件给我穿。这些毛衣毛裤，我现在仍然很爱惜地存着，尽管它们不那么时尚，然而却是最舒服和温暖的，特别是到位于海边的公婆家过年时，我会穿上一身奶奶十几年前亲手给我织的"爱心牌"来抵御寒冷。

出生成长，直到成家的时候，爷爷、奶奶依然在帮助我。他们说"安家立业"，要先安定家庭，才能专心立业。2008年结婚后，我和丈夫决定买房。虽然我们俩平时很节俭，工作5年小有积蓄，但在北京高昂的房价面前还是有巨大的困难。已是耄耋之年的爷爷、奶奶，拿出自己多年的积蓄补贴了我们，还招呼亲人们共同向我们伸出援手，使我们没有向银行贷款就买了房子，建立了自己的小家。通过努力，我们用2年时间还清了亲人的借款，而爷爷奶奶的钱是不用我们还的。现在的一身轻松让很多同事、朋友大为羡慕。

现在，爷爷、奶奶依然关注着我们孙辈儿的生活。每一次去看望他们的时候，爷爷、奶奶都很关心我的情况，最近又在单位组织了什么活动，有没有继续学习和参加培训，是不是又出国了，有什么有趣的见闻和心得，都要汇报给爷爷、奶奶听。我向爷爷学习了易筋经功法，爷爷会经常问我练习的情况和感受，鼓励我坚持锻炼。我也还会向奶奶倾诉工作和生活中的烦恼，请她为我指点迷津。人常说，家有一老如有一宝，更何况我们家里有二老。和爷爷、奶奶的交谈总能让我受到启发。

三十年时光就如一转眼，如今我们都已到"而立"之年，爷爷、奶奶给予我们孙辈儿的，无法说能用什么去回报。现在，我们最大的愿望是希望他们身体健康，心情愉快！

段锦
2013年6月写于澳大利亚阿德莱德

后　记

　　回想起当初自己虽然有了写作的愿望，但是从没有写过书的我真不知从何下手。真是天助我也，一次偶然的机会我遇到了石油系统中的著名作家杨德勇先生，看到他，我的眼前一亮，便滔滔不绝地向他诉说了我的心愿。他认真地听完我的想法后，首先肯定了我的初衷，接着为我拟出了写作的大纲和目录，他又反复地嘱咐我，要采用笔写、录音、照片、采访、交谈等方法从多渠道收集写作素材，并一定要好好保存，它们都是珍贵的资料。他的一番话让我懵懂的脑海里有了一条清晰的思路，按照他说的我开始行动了。

　　今天书终于成形了，在此我首先要感谢我的启蒙老师杨德勇先生，为此书题字的马泰昌先生，还有我的父母亲、我的战友们以及帮助过我的所有朋友，是他们让我的心愿得以实现。

　　在此，我希望天下的儿女们都能珍惜父母给予的生命，尽心的去报答他们的养育之恩。中国有句古话："祭之丰不如养之薄"，在父母亲活着的时候多尽心尽责，让他们安度晚年，千万不要等老人离去后，才因后悔而不安，世上没有后悔药，千万不要走到"子欲养而亲不在"啊。

　　最后祝天下所有的父母亲快乐安康！

　　愿天下所有的儿女们常回家看看！

段援朝

2013年2月16日